Daysi Fernanda Díaz Cobos

Riesgo predictivo de preeclampsia: datos clínicos, doppler y bioquímica

Daysi Fernanda Díaz Cobos

Riesgo predictivo de preeclampsia: datos clínicos, doppler y bioquímica

PUBLICIA

Impressum / Aviso legal
Bibliografische Information der Deutschen Nationalbibliothek: Die Deutsche Nationalbibliothek verzeichnet diese Publikation in der Deutschen Nationalbibliografie; detaillierte bibliografische Daten sind im Internet über http://dnb.d-nb.de abrufbar.

Información bibliográfica de la Deutsche Nationalbibliothek: La Deutsche Nationalbibliothek clasifica esta publicación en la Deutsche Nationalbibliografie; los datos bibliográficos detallados están disponibles en internet en http://dnb.d-nb.de.

Coverbild / Imagen de portada: www.ingimage.com

Verlag / Editorial:
PUBLICIA
ist ein Imprint der / es una marca de
OmniScriptum GmbH & Co. KG
Bahnhofstraße 28, 66111 Saarbrücken, Deutschland / Alemania
Email / Correo Electrónico: info@editorial-publicia.com

Herstellung: siehe letzte Seite /
Publicado en: consulte la última página
ISBN: 978-3-8416-8085-3

Zugl. / Aprobado por: Pamplona. Clínica Universidad Navarra. Tesis Doctoral , 2015

A mis padres, hermanos y abuelas

A Malau

Quería dar gracias a cada una de las personas que me han apoyado en sacar adelante está tesis, ya sea con trabajo , estadística, ideas o darme palabras de aliento.

A mis padres, por todo el apoyo que me han brindado siempre, por creer en mi ,en cada una de mis ilusiones y proyectos. Por esas palabras de aliento y detalles de cariño que han hecho más fácil todo.. Por esa frase : Con Fuerza, Fé y alegría que me ha acompañado siempre. Joséluis gracias por siempre estar tan pendiente de mi y gracias por está ultima ayuda para entregar la tesis, lo tendré siempre presente.;pocas personas empatizan tanto con lo ajeno como tú. Laura y Malau gracias por siempre estar pendiente de todo y formar parte de mi día a día. Pao gracias por tus palabras de cariño y apoyo. A mis abuelas que siempre han acompañado cada uno de mis pasos.

Al Dr. Jurado, por motivarme a hacer la tesis, aún recuerdo finales de R1 cuando me sugirió hacer la tesis en este tema que tanto me ha gustado siempre. Muchas gracias.

A Juan Luis, por siempre estar ahí en cualquier momento desde el principio de este proyecto y por la ayuda para poder concretarlo.

A Carmen por creer desde el principio en este proyecto, por hacerlo propio y por motivarme siempre a defender la tesis.

A Bego , por tu apoyo y amistad incondicional . Por hacerme ver que puedo con todo y quedarme siempre con lo positivo. Eres la mejor R mayor que cualquiera desearía tener.

A cada una de las personas del departamento de Ginecología que hicieron posible este trabajo con su apoyo y cariño : Alvaro, Maria, Pepe y Tania; a mis resis pequeños: Laura, Jesus y Leire.. A Rosa y Ana F por todo la ayuda. A mis queridas matronas: Ana, Arantxa, Bea , Espe, Ioune, Marian, Mayte y Yolanda .

A Mel , gracias por estar ahí siempre, por toda tu ayuda desde lo pequeño hasta lo grande. Desde saber donde encuadernar hasta cosas más relevantes. Que sepas que soy admiradora de tu tesis ¡

A Mer y Maria , han sido un apoyo incondicional estos dos años y ha sido una gran suerte haber podido compartir tantas cosas! Gracias por todo.

ABREVIATURAS

CTE: Células trofoblásticas extravellositarias

IL: Interleucina

IMC: Índice de Masa Corporal

IP AUt: Índice de Pulsatilidad de Arterias Uterinas

PAM: Presión Arterial Media

PAPP-A: Proteína placentaria- A asociada a la placenta

PE: Preeclampsia

PIGF: Factor de crecimiento de placentario

RCIU: Restricción de Crecimiento Intrauterino Restringido

SPSS: Statistical Package for Social Sciences

s-Flt-1 Factor soluble tirosina

TNF: Factor de necrosis tumoral

TRA: Terapia de Reproducción Asistida

VEGF: Factor de crecimiento endotelial vascular

INDICES

INDICE GENERAL

INDICE DE TABLAS Y FIGURAS

1. INTRODUCCION

1.1 DEFINICION Y CLASIFICACION DE LA PREECLAMPSIA

La Preeclampsia es una complicación obstétrica que afecta aproximadamente a 3-5% de mujeres embarazadas a nivel mundial siendo la causa principal de morbimortalidad materna y perinatal (2,3). El programa educacional nacional estadounidense de presión arterial elevada (NHBPEP) 2000 ha clasificado los trastornos hipertensivos del embarazo en 4 clases: Hipertensión Crónica, Preeclampsia y Eclampsia, Preeclampsia sobreañadida e Hipertensión gestacional (10).

La Hipertensión arterial Crónica se define como cifras tensionales mayores o iguales a 140/90 mm Hg observadas antes del embarazo o diagnosticada antes de la semana 20 de gestación, que persisten después de 12 semanas postparto.

La PE se define clínicamente por la presencia de cifras tensionales elevadas mayor o igual a 140 (presión arterial sistólica) / 90 (presión arterial diastólica) mm Hg después de la semana 20 de gestación, tomada en 2 ocasiones con un intervalo de 6 horas, acompañada de proteinuria (300 mg en orina de 24 horas o 30 mg/dl en tira reactiva o determinaciones proteicas en orina al azar). La presión arterial diastólica se define como el ruido V de Korotkoff (2, 10).

Preeclampsia Severa se define como tensión arterial mayor o igual a 160 /110 mm Hg tomada en 2 ocasiones con un intervalo de 4 horas, acompañada de proteinuria en 24 horas (mayor de 5 gramos) o

3+ en 2 muestras de orina recogidas con un intervalo de 4 horas, además puede acompañarse de oliguria (orina en 24 horas menor de 500 ml), sintomatología vaso espástica, función hepática alterada, trombocitopenia, edema pulmonar o cianosis. (2,10).

Eclampsia se define por la presencia de convulsiones tónico-clónicas generalizadas en una paciente diagnosticada de Preeclampsia, sin atribuirse a otras causas (10).

El diagnóstico de Hipertensión Arterial Crónica con Preeclampsia sobreañadida se facilita con los siguientes hallazgos:

1. Mujeres diagnosticadas de Hipertensión arterial crónica sin proteinuria antes de la semana 20 de gestación con proteinuria de aparición reciente mayor o igual de 300 mg en orina de 24 horas.

2. Mujeres con Hipertensión arterial crónica y proteinuria que presentan: **A.** aumento repentino de proteinuria. **B.** Elevación súbita de cifras tensionales en pacientes con tensiones arteriales bien controladas. **C.** Evidencia de afectación de múltiples órganos y sistemas tales como trombocitopenia (conteo plaquetario menor de 100,000/mm3), aumento de las enzimas hepáticas a valores anormales o deterioro súbito de la función renal (10).

La Hipertensión Gestacional se define como un trastorno propio del embarazo que se presenta con cifras tensionales mayor o igual de 140/90 mm Hg, después de la semana 20 de gestación tomada en 2 ocasiones con un intervalo de 6 horas, en una mujer previamente normo tensa, sin acompañarse de proteinuria (2,10).

La Preeclampsia de inicio temprano se define como aquella que inicia antes de la semana 34 de gestación, y está relacionada con una mayor morbimortalidad que la PE a término.

1.2 FISIOPATOLOGIA DE LA PREECLAMPSIA

El alumbramiento de la placenta da como resultado la resolución de la PE por lo tanto la placenta es considerada el centro en la etiopatogenia en esta entidad (5).La evidencia incluye: **1**.la resolución de la mayoría de los signos y síntomas de la PE en las primeras 48 horas del alumbramiento de la placenta; **2.** se ha reportado PE en embarazos molares sin presencia de feto; **3.** la PE puede ocurrir en el período postparto en la presencia de fragmentos placentarios retenidos (8).

La placenta es una estructura de vellosidades ramificadas. Cada vellosidad contiene vasos sanguíneos fetales y tejido conectivo mesenquimatoso rodeado por 2 capas de células placentarias especializadas llamadas trofoblasto. Estas dos capas están formadas por una capa interna de células mono nucleadas llamada citotrofoblasto y una capa externa continua de células multinucleadas llamada sincitotrofoblasto, la cual cubre la superficie total de la placenta y provee una barrera impermeable a la sangre materna (2) .

En una gestación de curso normal, la placenta debe formar nuevos vasos sanguíneos y aumentar el número de vasos sanguíneos preexistentes. Durante las primeras semanas de gestación, la placentación inicia con la diferenciación de células madre citotrofoblásticas en vellosidades primarias rodeadas por el sincitotrofoblasto. Las vellosidades secundarias son formadas por vellosidades primarias rellenas de células mesenquimatosas.Estas células mesenquimatosas se diferencian en precursores hemangiogénicos que posteriormente formarán el linaje de los primeros vasos sanguíneos placentarios y las células de Hofbauer(macrófagos que desempeñan un papel importante en la vasculogenesis y diferenciación trofoblástica). Las células citotrofoblásticas localizadas en las vellosidades se diferencian en células trofoblásticas extravellositarias (CTE). Al anclarse las vellosidades en el endometrio materno, el sincitotrofoblasto desaparece, permitiendo la migración de CTE hacia la circulación materna, dirigiéndose hacia las arterias uterinas espirales (8).

Se forman tapones endo-vasculares de células trofoblásticas en los segmentos distales de las arterias maternas. Estos tapones funcionan como barrera, evitando el paso de sangre materna hacia el espacio inter-velloso. A medida que la remodelación vascular de las arterias uterinas espirales progresa, estos tapones trofoblásticos se aflojan, permitiendo el flujo sanguíneo y transporte de oxígeno entre la madre y el espacio inter-velloso. Alrededor de la semana 10, las tensiones de Oxígeno corresponden a 10 mm Hg; sin embargo este ambiente hipóxico se transforma en un ambiente con tensiones normales de Oxígeno debido al aporte materno hacia el espacio inter-velloso de oxígeno. La elevación de los niveles de oxígeno además de estimular el crecimiento normal del feto, también favorece la regulación por incremento de moléculas de adhesión de células citotrofoblásticas facilitando la invasión trofoblástica (8).

Las arterias de la arcada uterina materna, espirales y miometriales son remodeladas por las células citotrofoblásticas fetales invasoras, estas células asumen un fenotipo endotelial al intercambiar moléculas de adhesión de superficie celular, proceso descrito como

Pseudo-vasculogenesis (5,8). Hay una sustitución de las estructuras elásticas y musculares de las arterias espirales por estas células trofoblásticas extravellositarias (CTE) , aumentando el diámetro de las paredes vasculares, transformando las arterias espirales estrechas, de alta resistencia en vasos dilatados de alta capacitancia capaces de proveer una perfusión placentaria adecuada que pueda mantener al feto en desarrollo. Auxiliado por los efectos de los estrógenos, las porciones proximales de las arterias espirales se dilatan aumentando el flujo sanguíneo uterino de 45 ml/min durante la menstruación a 750 ml /min en un embarazo a término (5, 6,8). Esta invasión trofoblástica y remodelación de las arterias espirales ocurre durante las primeras 12 semanas de gestación (2).

En la PE, está transformación mencionada anteriormente es incompleta. La invasión citotrofoblásticas de las arterias espirales se limita a la superficie decidual. Las células citotrofoblásticas no llevan a cabo el proceso de pseudo-vasculogenesis impidiendo la invasión adecuada de las arterias espirales miometriales. (5). Las arterias uterinas espirales miometriales conservan su revestimiento endotelial y muscular, conservando su fenotipo de alta resistencia. Este defecto en la remodelación vascular puede considerarse como el insulto inicial en la patogenia de la PE (8).

Al progresar el embarazo, la placentación anormal produce hipoxia placentaria e isquemia a medida que el flujo materno sanguíneo es incapaz de mantener las demandas de una placenta y feto en crecimiento (5). El estrés oxidativo ha sido postulado durante mucho tiempo como el enlace entre la fisiopatología de estadios tempranos y tardíos de la PE. Se supone que el estrés oxidativo surge de una hipoxia placentaria prolongada secundaria a una disminución del flujo sanguíneo hacia el espacio inter-velloso debido a una remodelación inadecuada de las arterias uterinas espirales (2). El estrés oxidativo se define como un desequilibrio entre la cantidad de especies reactivas de

Oxígeno (Super-óxido, hidroxilo) y los sistemas antioxidantes intracelulares y extracelulares (9). Esto tiene como resultado modificaciones lipídicas placentarias y proteicas, necrosis y apoptosis celular, resultando en la secreción aumentada y anómala de partículas necróticas de sincitotrofoblasto y de ácidos nucleicos hacia la circulación materna, causando una respuesta inflamatoria sistémica acompañada de hiperreactividad vascular endotelial. Está teoría podría explicar la elevación de marcadores inflamatorios durante el 1er trimestre en la Preeclampsia (2, 6).

La placenta expresa antioxidantes tales como Vitamina C, Vitamina E, Catalasa, glutatión peroxidasa, Dismutasas Super-óxido, cuya acción es reducir el estrés oxidativo, (eliminando radicales libres de oxígeno) generado por una perfusión placentaria inadecuada; sin embargo, no está claro estos datos respecto a la expresión y actividad de estas enzimas. Se ha observado un aumento de la peroxidación lipídica placentaria y disminución de la capacidad antioxidante enzimática en placentas de pacientes con PE (9).

Además de la liberación de partículas de sincitotrofoblasto, se han identificado factores circulantes que también contribuyen a la disfunción endotelial de la PE. Estos factores son los siguientes: TNF – α (factor de necrosis tumoral α),

IL-6(interleucina 6) ,IL-1α (interleucina 1α) , IL-1β(Interleucina -1β), factores apoptóticos tales como Fasligand, neurocinina B, productos lipídicos oxidativos, dimetilarginina y factores anti-angiogénicos tales como tirosina cinasa fms soluble(sFlt-1) y endoglina (2

1.3 ANGIOGENESIS EN LA PREECLAMPSIA

El Factor de crecimiento endotelial vascular **(VEGF)** es una glicoproteína homo-dimérica con enlaces di-sulfuros, proangiogénica, cuya función es estabilizar células endoteliales en vasos sanguíneos maduros, se encarga especialmente de mantener el endotelio en el riñón, hígado y cerebro. Los miembros de la familia VEGF incluyen: VEGF-A, PIGF, VEGF-B, VEGF-C, VEGF-D. **VEGF-A** influye sobre las células endoteliales aumentando la permeabilidad vascular, induciendo la angiogénesis, vasculogénesis y crecimiento endotelial (5,6, 8). La expresión de VEGF es inducida por ambientes bajos en oxígeno. Se expresa en altas concentraciones en los podocitos glomerulares y podemos encontrar receptores VEGF en las células glomerulares endoteliales. NO se ha visto un papel importante por parte de VEGF-B en la angiogénesis.

El VEGF actúa en células endoteliales al unirse a sus receptores **VEGFR-1(Flt-1), VEGFR-2(KDR/Flk-1)**. Los receptores VEGF son receptores tirosina cinasa, actúan al fosforilar el sustrato para lograr estimular una respuesta celular. Están formados por un dominio extracelular, una amplia región trans-membranosa única y un componente intracelular que contiene un dominio hendido de tirosina cinasa (5).

El **VEGF** y el Factor de crecimiento placentario (PIGF) son secretados por la placenta y circulan en altas concentraciones durante una gestación de curso normal (5,6, 8).

La membrana soluble similar a la tirosina cinasa (sFlt-**1**) es un factor anti-angiogénico, variante alternativa del **receptor de VEGF (Flt-1),** carece de las porciones transmembranosa y citoplásmica de la proteína. Es secretado por el sincitotrofoblasto hacia la circulación materna (5,8). Su expresión depende las concentraciones de oxígeno, observándose un aumento en modelos de hipoxia placentaria. Al disminuir la unión de **VEGF y PIGF** a sus receptores celulares de superficie, antagoniza los efectos angiogénicos y vasodilatadores de estas proteínas, causando vasoconstricción y disfunción endotelial. El gen de la sFlt-1 está localizado en el cromosoma 13. El **sFlt-1** aumenta significativamente en la sangre materna aproximadamente 2-5 semanas antes del inicio clínico de la PE. Se ha visto en varios estudios de pacientes pre-eclámpticas un aumento de **sFlt-1**, asociado a una disminución de los niveles séricos libres de **VEGF y PIGF** (1, 2, 4, 5,8).

Los niveles maternos de **sFlT-1** están elevados significativamente en pacientes con PE severa, PE de inicio temprano y

PE asociada a niños pequeños para su edad gestacional (PEG).Convirtiendo al **sFlt-1** en un marcador útil para predecir PE (5,8).

El papel fisiológico del PIGF no está del todo claro, estimula la angiogénesis bajo situaciones de isquemia, inflamación y cicatrización y se ha visto que puede contribuir al desarrollo de ateroesclerosis (5).

La Endoglina es un correceptor y antagonista del factor de crecimiento de transformación TGFβ-1, Se expresa en el sincitotrofoblasto y citotrofoblasto invasor. LA endoglina soluble (sEng) es una forma alterada del dominio extracelular de la endoglina, que normalmente se expresa en altas concentraciones en el sincitotrofoblasto y citotrofoblasto que se diferencian en fenotipo invasor. Se ha visto una regulación hacia arriba en las pacientes pre-eclámpticas, con un patrón parecido al de **sFlt-1**. Amplifica el daño vascular causado por **sFlt-1** (6,8).

Al aumentar el sFlt-1 secundario a la hipoxia placentaria, hay una diminución de la unión de VEGF y PIGF a sus receptores, por lo que la sFlt-1 antagoniza la angiogénesis y reparación endotelial, causando una disfunción endotelial (5).

1.4 SISTEMA RENINA ANGIOTENSINA ALDOSTERONA EN LA PREECLAMPSIA

En una gestación normal, hay un aumento de renina angiotensina aldosterona. En la PE hay una alteración del eje R-A-A, observando una respuesta vascular aumentada hacia la Angiotensina II y hacia otros agentes vasoconstrictores. La Angiotensina II es un mediador proteico que al unirse a su receptor (AT1) provoca vasoconstricción arterial (5). Los AT-1-AA (auto-anticuerpos receptor angiotensina II) son agonistas de la Angiotensina II, potenciando su efecto (7). Los factores patogénicos (NADPH oxidasa, PAI-1, IL-6, factor tisular y sFlt-1) involucrados en la PE aparecen aumentados en la presencia de estos auto-anticuerpos. La angiotensina II juega un papel importante en la regulación de la producción de sFlt-1 (6).

1.5 FACTORES DE RIESGO Y PREECLAMPSIA

La PE es una enfermedad exclusiva del embarazo, cuya resolución ocurre con el nacimiento de la placenta. Es una enfermedad multifactorial (11).

Se han descrito riesgos relativos para desarrollar PE tales como: nuliparidad, presencia de anticuerpos anti-fosfolípidos, historia previa de PE, diabetes mellitus preexistente, embarazo múltiple, historia familiar de PE (madre o hermana), edad materna >40 años, IMC> o igual de 35, enfermedad renal preexistente, enfermedad hipertensiva preexistente (12). Entre otros está la raza negra, trombofilias, embarazo molar, edad materna < 20 años (6).

Las nulíparas tienen un riesgo aumentado de desarrollar PE (sobre todo PE de inició temprano (menor de 34 semanas) y PE severa en comparación con multíparas. Este riesgo aumenta si existe una condición preexistente (por ejemplo: Hipertensión crónica, Diabetes pre-gestacional, Obesidad, embarazo múltiple). En multíparas, se ha visto una asociación entre PE severa y la presencia de una condición preexistente, siendo el factor de riesgo más importante el antecedente de PE previa (13). El aumento en el IMC por encima de 30, aumenta las posibilidades de desarrollar Preeclampsia (14).

Se ha observado una asociación entre niveles moderados y altos de anticuerpos anti-cardiolipina con el desarrollo de PE; con un OR de 2.86 para el desarrollo de PE y un OR 11.15 para el desarrollo de PE severa, sin embargo aún no hay evidencia suficiente que apoye el uso de anticuerpos anti-cardiolipina como predictores de PE, siendo su determinación de pobre valor pronóstico para catalogar el riesgo de PE recurrente en mujeres con historia de PE previa (15,16).

El riesgo de desarrollar PE en una multípara depende de su historia obstétrica: el riesgo es mayor si ha presentado PE en embarazos previos .Se ha observado un riesgo elevado de desarrollar PE en mujeres con intervalo inter-genésico mayor de 8-10 años entre el 1° y 2° embarazo (17).

Por otro lado se ha visto que pacientes que desarrollan PE severa o PE precoz presentan una alta prevalencia de trastornos trombocitos tales como: hiper-homocistinemia, resistencia a la proteína C activada, déficit de proteína S, proteína C y antitrombina, anticuerpos anti-fosfolípidos. Además se ha visto resultados obstétricos adversos en mujeres con polimorfismos de nucleótidos simples asociados a las siguientes trombofilias: factor V de Leiden, mutación MTHFR (metiltetrahidrofolato reductasa) y protrombina 20210 (18).

También se ha observado que mujeres portadores de la mutación del Factor V de Leiden presentan 2 veces más riesgo de desarrollar PE severa. No se ha observado una asociación significativa entre PE y MTHFR C677T; entre PE y mutación del gen protrombina 20210 (18).

Además se ha observado que pacientes con exposición limitada al esperma muestran riesgo elevado de desarrollar PE, así como primigestas o multigestas con nueva pareja (6). Se ha visto un efecto protector en contra de la PE en parejas con una cohabitación sexual de mayor duración antes de la concepción (19). La PE suele ocurrir en un primer embarazo y una posible hipótesis para justificar esto es que después de una primera gestación, ha habido un reconocimiento de los antígenos paternos por parte del sistema inmune materno con la creación de una mayor tolerancia inmune a dichos antígenos en embarazos posteriores. El cambio de pareja tiene tres efectos potenciales en los resultados reproductivos y perinatales: re-establecimiento de la respuesta inmune materna y tolerancia a nuevos antígenos paternos, intercambio genético entre la nueva pareja y cambio en el ambiente y comportamiento social (20).

Estudios recientes han mostrado la asociación entre técnicas de reproducción asistida (TRA) con PE, hipertensión gestacional, parto pre-término, desprendimiento de placenta normo-inserta, placenta previa y cesárea. No está claro el efecto de TRA en la PE. Se cree que la FIV (fecundación in vitro) contribuye a una placentación anormal secundaria a la diferencia en la iniciación de la formación del corión mientras el embrión está in vitro en comparación con una gestación espontánea sin factores de riesgo para el desarrollo de una placentación anormal (21).

En diversos estudios realizados entre FIV con donación de oocitos y FIV con oocitos autologos, se ha observado un riesgo elevado de PE en los embarazos originados de oocitos donantes y de embriones crio-preservados (22).

1.6 MODELOS PREDICTIVOS DE PREECLAMPSIA

Debido a que la PE genera complicaciones perinatales graves, el cribaje precoz para poder identificar a las gestantes de alto riego antes del desarrollo de la enfermedad sigue siendo un reto clinico importante. (23).Se han realizado muchos studios analizando la historia clínica materna, marcadores bioquímicos y biofísicos y su capacidad predictiva de PE en el cribaje de primer trimestre.

La historia clínica materna desempeña un papel fundamental en identificar gestantes de alto riesgo que acuden a un primer control prenatal. Un estudio reporto tasas de detección de PE precoz y PE tardía de 37.0% y 28.9%, respectivamente, para una tasa de falsos positivos (FP) de un 5% (24). Sin embargo, el cribaje sugerido por NICE daba como resultado una tasa de FP de un 64.1% con tasa de detección de 89.2% y 93% para PE precoz y tardía, respectivamente(25).

Se ha observado una disminución de las concentraciones séricas de la Proteína plasmática-A asociada al embarazo(PAPP-A) entre la semana 11-14 en pacientes que desarrollaron trastornos hipertensivos durante la gestación En un estudio,encontraron que usando la PAPP-A junto a marcadores biofísicos se puede detectar más del 66% de PE precoz y un 33% de PE tardía al clasificar el 2% de las gestaciones como de alto riesgo; 75% de casos de PE precoz pueden ser detectadas con una tasa de falsos positivos de un 5% (25).

El papel de la Presión Arterial Media (PAM) en el primer trimester ha sido estudiada demostrando una tasa de detección de un 47% para PE precoz con una tasa de FP de 5%, la cual aumenta a un 76% al combinarse con historia clínica materna(26).Las tasas de detección para PE tardía aumento del 41 al 52% y para hipertensión gestacional de un 31 a 48% (26).

El estudio mediante Doppler del flujo sanguíneo de las arterias uterinas en el del primer trimestre, como un método diagnóstico no invasivo de la invasión trofoblástica tiene una tasa de detección para PE precoz (con un 10% de FP) que incrementa de un 47% al usarse individualmente a un 81% al combinarse con factores maternos. Las tasas de detección para PE tardía respectivamente aumentaron de un 41% a un 45%(27)

En los últimos años se han realizado muchos esfuerzos en construir algoritmos que logren combinar todos estos factores, dando como resultado tasas de detección alrededor de un 90% para PE precoz y 60% para PE tardía (28).

Se realizó un estudio prospectivo en el Hospital Clinic de Barcelona del 2009 al 2011 que incluía a 5170 pacientes. Se creó un modelo de regresión logística para la predicción de PE precoz y PE tardía basado en características maternas ; niveles séricos de PAPP-A y Hormona gonadotrófica coriónica libre entre las 8-12 semanas; presión arterial y estudio Doppler de arteria uterina entre las 11^{+0}-13^{+6} semanas. El estudio demostró que la combinación de la historia clínica materna, la presión arterial y Doppler de arteria uterina en el primer trimestre alcanzaba una alta sensibilidad con tasas de detección entre el 69% y 81% para un 5% and 10% de falsos positivos, respectivamente (36).

2.-PROBLEMA , HIPOTESIS DE TRABAJO Y OBJETIVOS

PROBLEMA

La Preeclampsia es una enfermedad propia del embarazo con una alta tasa de morbimortalidad materno fetal a nivel mundial, por lo que resulta necesario profundizar en los cambios fisiopatológicos propios de esta entidad para determinar que antecedentes clínicos, estudios inmuno-bioquímicos y parámetros Doppler deben ser realizados, y cómo estos pueden alterarse de acuerdo a la severidad de la evolución de la Preeclampsia para poder intervenir precozmente y modificar el curso natural de la misma.

OBJETIVOS

OBJETIVOS PRIMARIOS

- Demostrar si la historia clínica materna dirigida añadiendo el estudio Doppler de Arterias Uterinas y la determinación bioquímica PAPP-A puede predecir la PE precoz o tardía en gestaciones de bajo riesgo en el contexto de un centro de bajo volumen obstétrico.
- Estudiar la prevalencia de la PE en una unidad de bajo volumen obstétrico.

OBJETIVOS SECUNDARIOS

- Validar el modelo predictivo de PE precoz -PE tardía del Hospital Clinic de Barcelona.
- Analizar los resultados perinatales (edad gestacional al parto, vía de nacimiento, peso fetal, APGAR > 7 a los 5 minutos y pH arterial >7.2) en nuestro centro en las pacientes con PE.

HIPOTESIS

HIPOTESIS NULA

- Los marcadores clínicos, vasculares útero-placentarios y bioquímicos tienen un valor predictivo para detectar la PE precoz o tardía.
- La prevalencia de PE es similar a la esperada en centros de alto volumen obstétrico.

HIPOTESIS ALTERNATIVA

- Los marcadores clínicos, vasculares útero-placentarios y bioquímicos no tienen un valor predictivo para detectar la PE precoz o tardía.
- La prevalencia de PE no es similar a la esperada en centros de alto volumen obstétrico.

3.PACIENTES, MATERIAL Y METODOS

3.1 DISEÑO DEL ESTUDIO

3.1.1 TIPO DE ESTUDIO Y AMBITO DE DESARROLLO

TIPO DE ESTUDIO Observacional tipo longitudinal, prospectivo, simple.

POBLACION: Todas las gestantes entre 11^{+0}-13^{+6} semanas de gestación (SG) que acudieron a consulta prenatal en la Clínica Universidad de Navarra en el período establecido.

MARCO DE ESTUDIO: Consulta externa de Obstetricia en la Clínica Universidad de Navarra de Septiembre del 2011 a Marzo 2013.

MUESTREO: Sistemático. Se reclutaron las pacientes que acudieron a consulta prenatal entre 11^{+0}-13^{+6} semanas de gestación (SG) que acudieron a consulta prenatal en la Clínica Universidad de Navarra en el periodo establecido.

POBLACION ELEGIBLE: Pacientes controladas en la consulta externa de Obstetricia en la Clínica Universidad de Navarra que acudieron a control prenatal entre la semana 11^{+0}-13^{+6} SG y que fueron previamente reclutadas en la consulta mediante explicación del estudio y firma del consentimiento informado. El estudio fue previamente aceptado por el Comité de Etica.

POBLACION NO ELEGIBLE Pacientes con gestación mayor de 14 semanas o gestación múltiple.

3.1.2 SUJETOS DEL ESTUDIO

A.- CRITERIOS DE INCLUSION

- Gestación simple entre 11^{+0}-13^{+6} semanas de gestación.
- Consentimiento informado firmado previa explicación del estudio.

B.- CRITERIOS DE EXCLUSION

- Anomalías fetales
- Cribado de aneuploidías positivo
- Aborto tardío
- Pérdida de seguimiento

3.2 VARIABLES INCLUIDAS EN EL ESTUDIO Y DEFINICIONES

3.2.1 VARIABLES ESTUDIADAS:

A. Historia clínica materna dirigida :

- Paridad
- Historia personal de PE previa
- Historia personal de Hipertensión Arterial Crónica
- Historia personal de Trombofilias
- Historia personal de Diabetes Mellitus pre-gestacional
- Historia personal de Nefropatías
- Primipaternidad
- Terapia de Reproducción asistida en actual gestación.

B Índice de Pulsatilidad promedio de Arterias Uterinas

C. Bioquímica (PAPP-A materna sérica)

3.2.2 DEFINICIÓN DE VARIABLES

- Historia Clínica Dirigida: Anamnesis exhaustiva dirigida a obtener antecedentes personales y obstétricos que clasifiquen a la paciente en bajo o alto riesgo de presentar PE.

- Índice de Pulsatilidad promedio de Arterias Uterinas:
- PAPP-A (múltiplos de la mediana):
- Mortalidad perinatal: se define como todas las muertes ocurridas entre la vigésimo-octava semana de gestación y el séptimo día de nacimiento.
- Aparición de PE precoz o tardía: se define PE precoz como la que aparece antes de la semana 34 y PE tardía después de la semana 34.
- Peso al nacer y APGAR: Peso obtenido al nacimiento expresado en gramos. APGAR: es un score que evalúa frecuencia cardíaca, esfuerzo respiratorio, tono, irritabilidad y color de recién nacido al 1° y 5° minuto de vida.

3.2.3 DESCRIPCIÓN DEL MÉTODO DE OBTENCIÓN DE LAS VARIABLES

A.-HISTORIA CLINICA:

Historia clínica dirigida mediante un cuestionario realizada en la visita entre la semana 11^{+0}-13^{+6} semanas de gestación (anexo 2) indagando sobre el antecedente de PE previa: (edad gestacional, paridad, edad, complicaciones maternas y obstétricas), antecedente de diabetes pre-gestacional, trombofilias, nefropatías, primipaternidad, terapia de reproducción asistida en la actual gestación e hipertensión arterial crónica.

B.- INDICE DE PULSATILIDAD DE ARTERIA UTERINA (IP AUt): La medición se realiza por vía abdominal, definir arteria uterina de cada lado y derecha usando Color Flow mapping a la altura de la bifurcación de la su cruce con la arteria íliaca externa. Medir IP usando el Pulse Wave Doppler a 1 cm distal del punto de cruce(Imagen 1). Calcular el IP promedio de ambos vasos en la visita de la 11^{+0}-13^{+6} semanas y en la visita de la 20^{+0}-21^{+6} semanas (35).

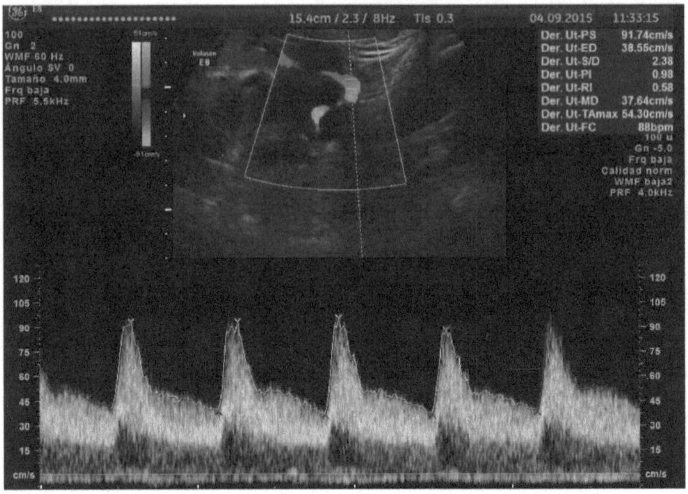

Imagen 1: Medición del Indice de Pulsatilidad de arteria uterina

C.- PRESION ARTERIAL MEDIA (PAM): Toma realizada durante la visita 11^{+0}-13^{+6} semanas. Se coloca a la paciente sentada, con el brazo a la altura de corazón, se toma la presión arterial con esfigmomanómetro de mercurio después de 5 minutos de reposo. Se realiza cálculo de la PAM según la siguiente fórmula: PS +2PD/3.

D.-MARCADORES-INMUNOBIOQUIMICOS: La PAPP-A(proteína plasmática- A asociada al embarazo) entre la semana11^{+0}-13^{+6}, el mismo día que se realizó el estudio Doppler de las arterias uterinas .

E.-MODELO PREDICTIVO DE PE HOSPITAL CLINIC DE BARCELONA: Se utilizó el siguiente modelo de regresión logística para predecir un riesgo a priori para PE precoz y PE tardía [riesgo a priori = $e^y / (1 + e^y)$], en está formula ***e*** es el error y la **Y** es la probabilidad.

-PE tardía Y = -6.135_ (2.124 si PE anterior) _ (1.571 si hipertensión crónica) _ (0.958 si diabetes mellitus) _ (1.416 si trombofilia) - (0.487 si multípara) _ (0.093 * índice de masa corporal).

-PE precoz Y = -7,703 (0,086 * índice de masa corporal) _ (1.708 si hipertensión crónica) _ (4.033 si enfermedad renal) _ (1.931 si paridad, PE anterior) _ (0.005 si paridad, sin PE anterior) (11)

Los siguientes modelos se ajustan mejor al riesgo a posteriori específico en la paciente (un riesgo a posteriori = e^y / [1 +e^y]):

- PE tardía Y =0.328 (2.205 * ingrese un riesgo a priori) - (1.307 * log MoM PAPP-A)

-PE precoz Y = -0.320 (2.681 * ingrese un riesgo a priori) _ (13.132 * log MoM significa IP AUt) _ (25.733 * log MoM MAP); (11)

3.3.- PROTOCOLO DE EVALUACION DEL ESTUDIO

El protocolo de estudio que seguimos fue el siguiente: inclusión de gestantes entre la semana 11^{+0}-13^{+6}, seguimiento Doppler en la semana 20^{+0}-21^{+6} y luego seguimiento obstétrico (28SG,32 SG y 37 SG sin estudio Doppler de arterias uterinas y posteriormente parto. En vista del protocolo de evaluación de la gestante dentro del estudio decidimos excluir a las pacientes que no acudieron al estudio en la visita de la semana 20^{+0}-21^{+6} .

3.4.- ANALISIS ESTADISTICO

Todos los datos recopilados entre Septiembre 2011- Marzo 2013 fueron recogidos en una base de datos creada en entorno Excel (Microsoft Excel 2011 ©) para posteriormente ser exportados y analizados con SPSS v15.0©.

En cuanto al análisis estadístico descriptivo, se confirmó la distribución normal de las variables continuas mediante el test de Kolmogorov-Smirnov. Las variables de distribución normal se presentaron como media (SD) y las variables de distribución no normal se presentaron como mediana (rango). Las variables cualitativas se expresarán como número y porcentaje.

Para el análisis estadístico analítico hicimos uso de la prueba de Chi cuadrado (X^2) con corrección de Yates para la comparación de variables cualitativas entre los diferentes grupos. Por otro lado utilizamos la prueba de T de Student para comparar 2 grupos) y ANOVA para comparar >2 grupos. Se uso la prueba T de Student o prueba U de Mann Whitney para analizar las diferencias de las variables continuas entre los grupos.

Se utilizó un modelo de regresión logística para estimar el riesgo individual a priori con respecto a las siguientes variables: historia personal de diabetes; hipertensión arterial crónica; enfermedad renal o autoinmune; trombofilia congénita o adquirida; antecedente de Preeclampsia (PE) previa ;edad materna; IMC(kg/m^2); tabaquismo(cigarrillos/ día); etnia y paridad.

Se realizó análisis de regresión logística para estimar el riesgo individual para desarrollar PE precoz o tardía con respecto a las siguientes variables: riesgo a priori (transformación log), log MoM IP-AUt; log MoM PAPP-A y log MoM PAM. Se construyeron curvas para analizar el desempeño del modelo, este análisis se expresó como tasa de detección para los diferentes puntos de corte de tasas de falsos positivos.

Para la predicción de la PE tardía se creó un análisis de la curva ROC con suavizado binormal (14) y el modelo lineal se monta en los cuartiles de las sensibilidades y especificidades.

Para el cálculo del rendimiento diagnóstico del modelo se calculará su sensibilidad, especificidad, valor predictivo positivo, valor predictivo negativo, razón de probabilidad positiva y negativa, así como el valor global del test (eficiencia) para un intervalo de confianza del 95 %.

Las curvas ROC suavizadas de la cohorte de construcción y validación fueron comparadas por "unpairly bootstrapping" de 2.000 repeticiones de cada curva (15).

Se utilizó la versión de software estadístico R 2.15.1 (Fundación para la Computación de Estadística R; http://www.r-project.org/foundation) con la versión del paquete pROC 1.7.2 para realizar todos los análisis estadísticos.

4.RESULTADOS

RESULTADOS

Un total de 200 pacientes atendidas en la Unidad dentro del período de estudio cumplieron los criterios de elegibilidad. De ellas 26 fueron excluidas debido a anomalías fetales, test de cribado combinado positivo para aneuploidías, aborto tardío y pérdida de seguimiento.

Entre las 174 pacientes incluidas en el estudio: 8 desarrollaron PE (4.6%) de las cuales 7 fueron PE tardía (4%) y un caso de PE precoz (0.6%) en relación a la población total. Entre las características epidemiológicas y clínicas de nuestras pacientes encontramos los siguientes hallazgos: la edad materna promedio fue de 33.9 años (SD: 3.9, rango: 23-44); peso medio: 62 kg(SD:6.23, rango :43-114); Talla:164 cm(SD:6.23, rango : 148-180); IMC: 23(SD:3.1, rango 16-35) y con respecto a la raza el 95% eran caucásicas y un 5 % eran orientales y latinoamericanas).

TABLA 1 **Análisis Descriptivo de la edad en población general**

			Estadístico	Error típ.
Edad	Media		33,91	,299
	Intervalo de confianza para la media al 95%	Límite inferior	33,32	
		Límite superior	34,50	
	Media recortada al 5%		33,87	
	Mediana		34,00	
	Varianza		15,433	
	Desv. típ.		3,929	
	Mínimo		23	
	Máximo		44	
	Rango		21	
	Amplitud intercuartil		6	
	Asimetría		,075	,185
	Curtosis		-,145	,367

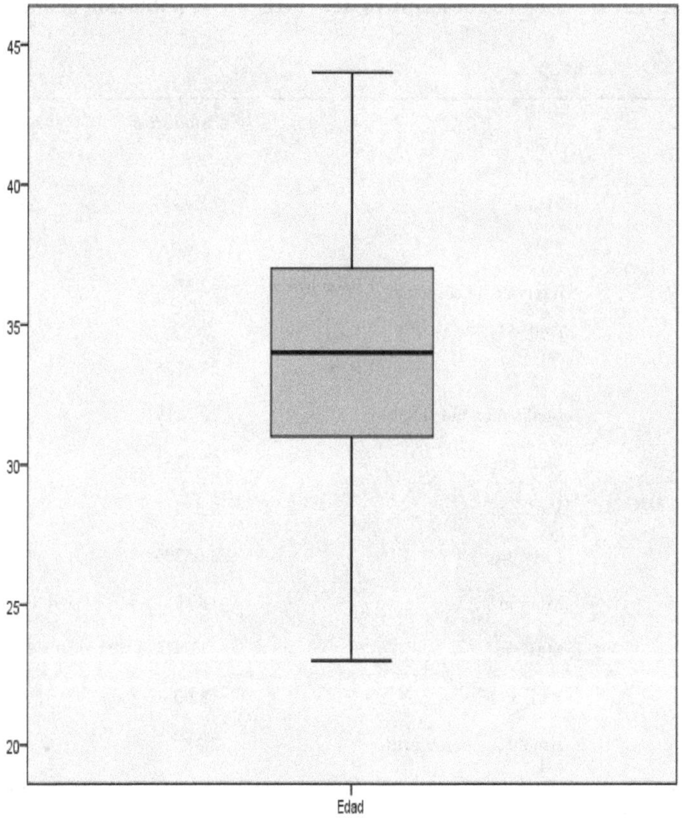

FIGURA 1 Distribución de pacientes según Edad en la población en general.

TABLA 2 Análisis descriptivo del IMC en la población general

			Estadístico	*Error típ.*
IMC	Media		22,9696	,23204
	Intervalo de confianza para la media al 95%	Límite inferior	22,516	
		Límite superior	23,4276	
	Media recortada al 5%		22,8119	
	Mediana		22,3757	
	Varianza		9,315	
	Desv. típ.		3,05204	
	Mínimo		16,59	
	Máximo		35,19	
	Rango		18,60	
	Amplitud inter-cuartil		3,38	
	Asimetría		1,014	,185
	Curtosis		1,526	,367

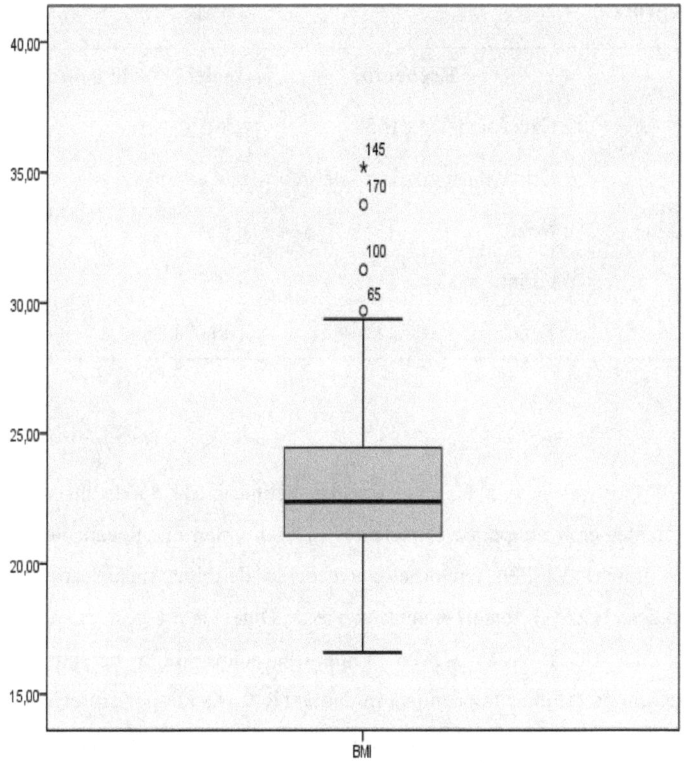

FIGURA 2 Distribución de pacientes según IMC en la población en general

TABLA 3 Distribución de pacientes según la raza en la población en general

		Recuento	% del N de la columna
Raza	Caucásico	165	95,4%
	Oriental	1	0,6%
	Negro	0	0,0%
	Latino	7	4,0%
	Total	173	100,0%

Con respecto a las características clínicas: 31 % de nuestras pacientes eran nulíparas; 6 pacientes (3.4%) tenían el antecedente de PE previa; 2(1.2%) tenían el antecedente de hipertensión arterial crónica; 1(0.6%) tenían el antecedente de Diabetes pre-gestacional; 7 de ellas (4%) tenían alguna trombofilia adquirida o hereditaria. Decidimos estudiar la primipaternidad y TRA asistida por su reciente asociación con PE. El factor primipaternidad estuvo presente en 58 pacientes (33.5%) y 6(3.5%) realizaron TRA. No tuvimos pacientes en nuestro estudio con nefropatías.

TABLA 4 Distribución de pacientes con antecedente de PE previa

		Recuento	% del N de la columna
PE previa	si	6	3,5%
	no	167	96,5%
	Total	173	100,0%

TABLA 5 Distribución de pacientes según presencia de HTA crónica

		Recuento	% del N de la columna
HTAC	si	2	1,2%
	no	171	98,8%
	Total	173	100,0%

TABLA 6 Distribución de pacientes según presencia de DM pre-gestacional

		Recuento	% del N de la columna
DM pre-gestacional	si	1	0,6%
	no	172	99,4%
	Total	173	100,0%

TABLA 7 Distribución de pacientes según la presencia de Trombofilia

		Recuento	% del N de la columna
Trombofilia	si	7	4,1%
	no	165	95,9%
	Total	172	100,0%

TABLA 8 Distribución de pacientes según la Primipaternidad

		Recuento	% del N de la columna
Primipaternidad	Si	58	33,5%
	No	115	66,5%
	Total	173	100,0%

TABLA 9 Distribución de pacientes según realización de técnica de reproducción asistida

		Recuento	% del N de la columna
TRA	si	6	3,5%
	no	167	96,5%
	Total	173	100,0%

Estudiamos el Índice de pulsatilidad promedio de las arterias uterinas (IP AUt) en la visita de la semana 11^{+0}-13^{+6} y posteriormente en la 20^{+0}-21^{+6} semanas. Encontramos un IP AUt en la semana11^{+0}-13^{+6}: media 1.46 (SD 0.47), rango 0.56-3.60 y un IP en la semana 20^{+0}-21^{+6} : media 0.95 (SD 0.31), rango 0.5-2.00.

TABLA 10 Análisis descriptivo del IP AUt promedio entre la 11^{+0}-13^{+6} semanas

DESCRIPTIVOS			*Estadístico*	*Error típ.*
IPAUt	Media		1,4652	,03619
	Intervalo de confianza para la media al 95%	Límite inferior	1,3938	
		Límite superior	1,5367	
	Media recortada al 5%		1,4463	
	Mediana		1,4500	
	Varianza		,225	
	Desv. típ.		,47459	
	Mínimo		,56	
	Máximo		3,60	
	Rango		3,04	
	Amplitud intercuartil		,61	
	Asimetría		,781	,185
	Curtosis		1,788	,368

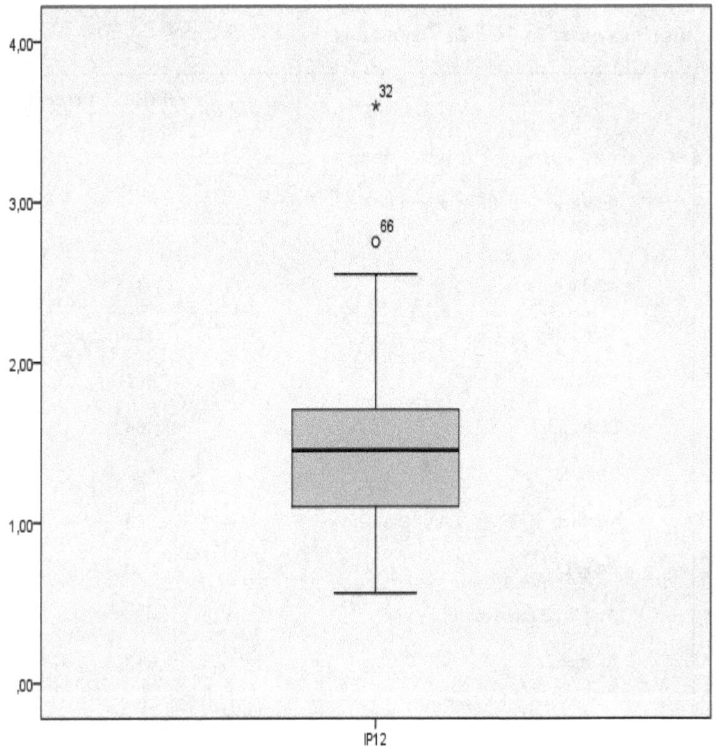

FIGURA 3 Distribución de pacientes según IP promedio de arteria uterina entre $11^{+0} - 13^{+6}$ SG

TABLA 11 Análisis descriptivo de IP promedio de arterias uterinas entre la 20^{+0}-21^{+6} semanas

			Estadístico	Error típ.
IP AUt	Media		,9523	,02331
	Intervalo de confianza para la media al 95%	Límite inferior	,9063	
		Límite superior	,9983	
	Media recortada al 5%		,9345	
	Mediana		,9100	
	Varianza		,093	
	Desv. típ.		,3047	
	Mínimo		,50	
	Máximo		2,50	
	Rango		2,00	
	Amplitud inter-cuartil		,42	
	Asimetría		1,123	,186
	Curtosis		2,992	,369

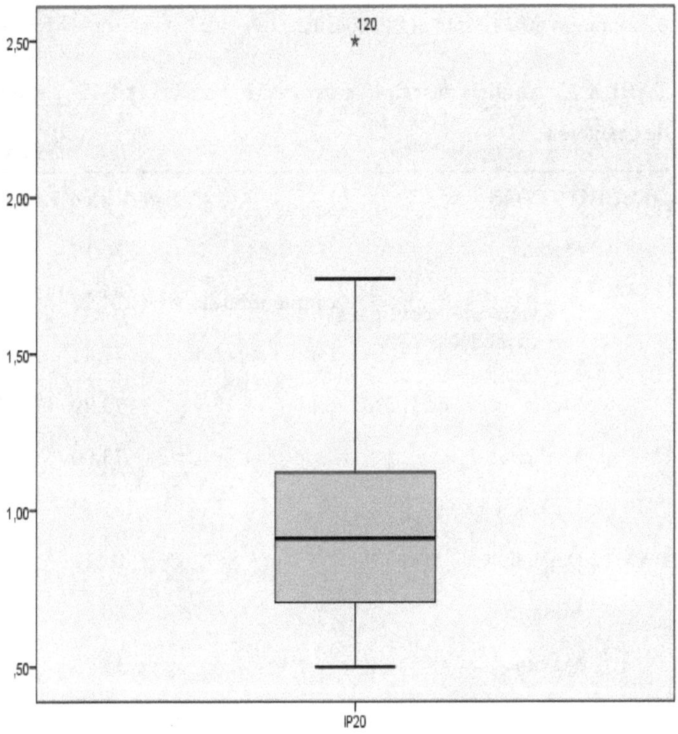

FIGURA 4 Distribución de pacientes según IP promedio de arterias uterinas entre $20^{+0} - 21^{+6}$ SG

La media de la PAM en la visita de la semana 11-14 fue 76 mm Hg SD 8.12); rango 60-117 mm Hg (Tabla 12).

TABLA 12 Análisis descriptivo de PAM entre la 11^{+0}-13^{+6} semanas de gestación

DESCRIPTIVOS			Estadístico	Error típ.
PAM12	Media		76,19	,617
	Intervalo de confianza para la media al 95%	Límite inferior	74,97	
		Límite superior	77,41	
	Media recortada al 5%		75,79	
	Mediana		73,00	
	Varianza		65,92	
	Desv. típ.		8,119	
	Mínimo		60	
	Máximo		117	
	Rango		57	
	Amplitud inter-cuartil		10	
	Asimetría		1,217	,185
	Curtosis		3,002	,367

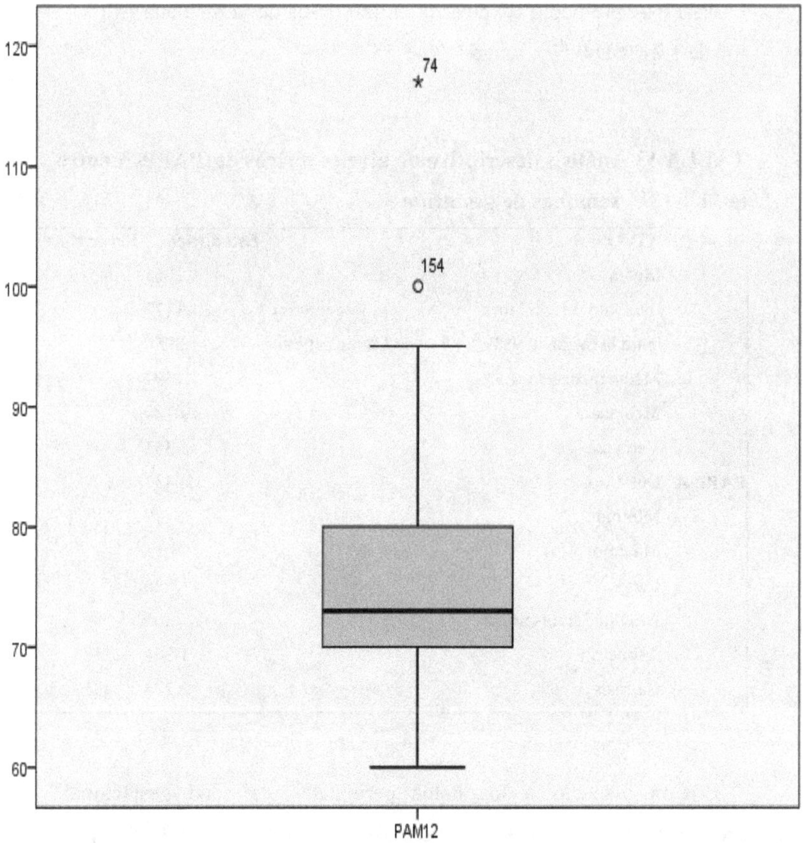

FIGURA 5 Distribución de pacientes según la PAM entre la 11^{+0}-13^{+6} semanas de gestación

La PAPP-A promedio (expresada en múltiplos de la mediana (MoM) fue de 1.21 (SD 0.59); rango 0.29-3.55.

TABLA 13 Análisis descriptivo de niveles séricos de PAPP-A entre la 11^{+0}-13^{+6} semanas de gestación

DESCRIPTIVOS			Estadístico	Error típ.
	Media		1,2064	,04519
	Intervalo de confianza	Límite inferior	1,1172	
	para la media al 95%	Límite superior	1,2956	
	Media recortada al 5%		1,1597	
	Mediana		1,0100	
	Varianza		,353	
PAPP-A	Desv. típ.		,59437	
	Mínimo		,29	
	Máximo		3,55	
	Rango		3,26	
	Amplitud inter-cuartil		,65	
	Asimetría		1,364	,185
	Curtosis		2,274	,367

Con respecto a los datos perinatales: la edad gestacional promedio de parto fue de 39.9 semanas (SD 1.46, rango: 33-41) y la media de peso fetal fue de 3.366 gramos (SD 469.94), rango: 2.100-4.700 gramos. La vía de nacimiento fue parto vaginal en un

77.3% y cesárea en un 22.7 % .El 90% de los neonatos presentaron pH arterial mayor de 7.20 y un 97.1% presentaron puntuación APGAR >7.

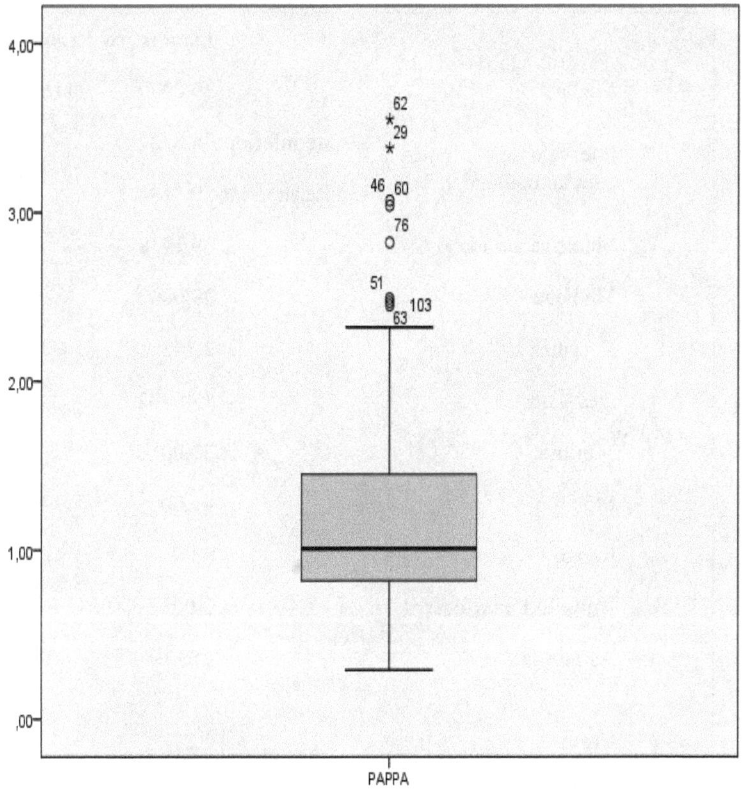

FIGURA 6 Distribución de pacientes según PAPP-A entre la 11^{+0}-13^{+6} semanas de gestación

TABLA 14 Análisis Descriptivo de la Edad Gestacional al Parto en la población en general

			Estadístico	Error típ.
EG parto	Media		39,0930	,11163
	Intervalo de confianza para la media al 95%	Límite inferior	38,8727	
		Límite superior	39,3134	
	Media recortada al 5%		39,1938	
	Mediana		39,0000	
	Varianza		2,143	
	Desv. típ.		1,46402	
	Mínimo		33,00	
	Máximo		41,00	
	Rango		8,00	
	Amplitud inter-cuartil		2,00	
	Asimetría		-,830	,185
	Curtosis		1,277	,368

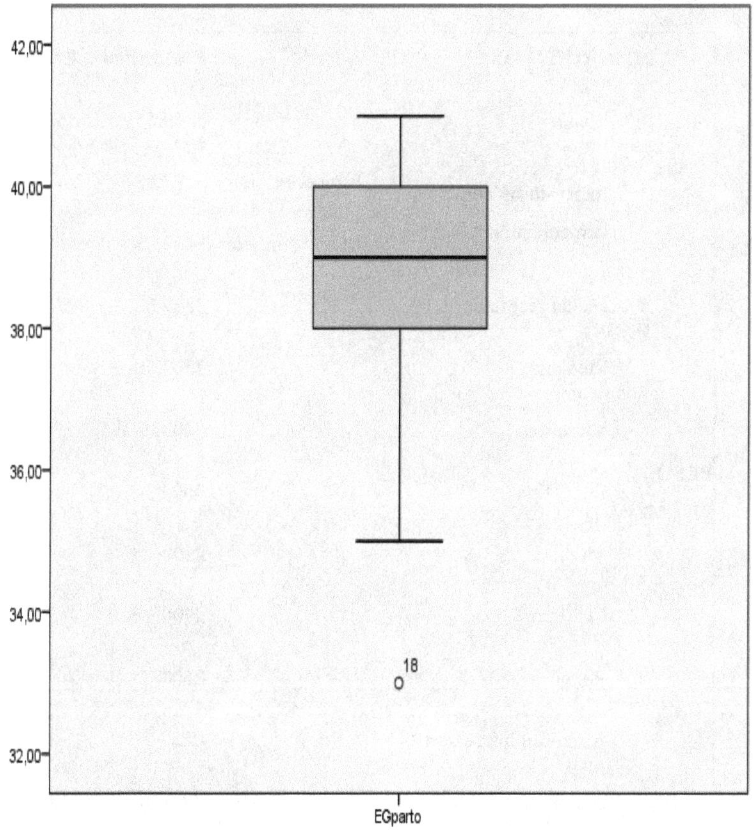

FIGURA 7 Distribución según Edad Gestacional al parto

TABLA 15 Análisis Descriptivo del Peso Fetal en la población en general

DESCRIPTIVOS			Estadístico	Error típ.
PESO FETAL	Media		3368,55	35,832
	Intervalo de confianza para la media al 95%	Límite inferior	3297,82	
		Límite superior	3439,28	
	Media recortada al 5%		3369,83	
	Mediana		3362,50	
	Varianza		220839,395	
	Desv. típ.		469,936	
	Mínimo		2100	
	Máximo		4700	
	Rango		2600	
	Amplitud inter-cuartil		623	
	Asimetría		,063	,185
	Curtosis		,112	,368

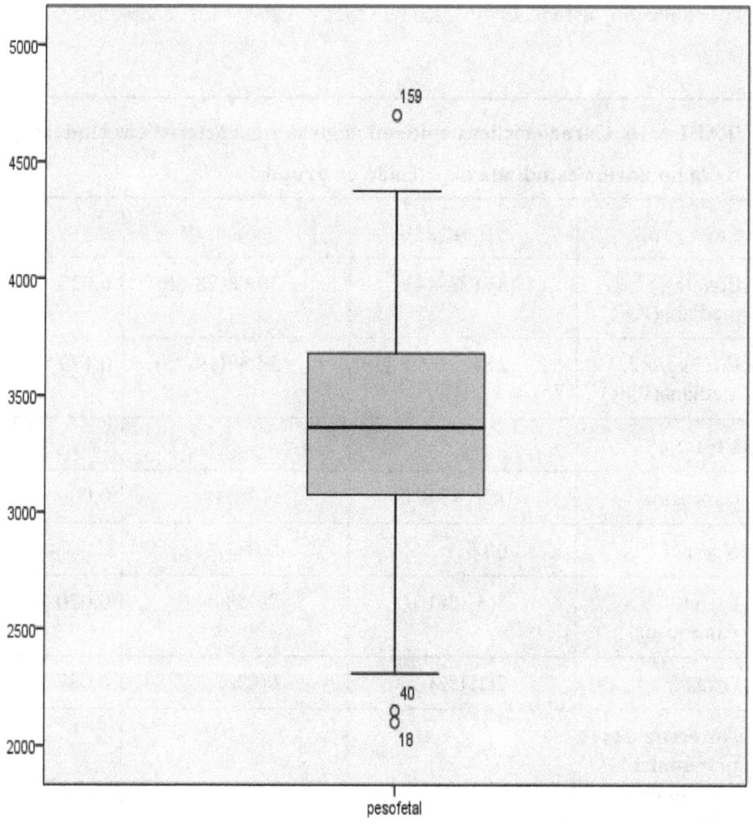

FIGURA 8 Distribución según Peso Fetal en la población en general

La **Tabla 16** muestra las características epidemiológicas y clínicas de la población estudiada y resume todas las tablas enumeradas anteriormente.

TABLA 16. Características epidemiológicas y características clínicas de la población estudiada clasificada en grupos.

VARIABLE	NO PE (n=166)	PE(n=8)	p
Edad(a), mediana(IQR)	34 (23-44)	30.88(28-35)	0.025
IMC kg/m2, mediana(IQR)	22.9(16.59-33.75)	24.38(19-35)	0.179
Etnia; n%			
Caucásica	159(95.8%)	6(75%)	0.009
Negra	0(0%)	0(0%)	--
Latino Americana	5(3.1%)	2(25%)	0.020
Otras	2(1.1%)	0(0%)	0.087
Antecedentes personales patológicos; n%			
Hipertensión arterial crónica	1(0.6%)	1(12.5%)	0.091

Diabetes mellitus	1(0.6%)	0(0%)	--
Nefropatía	0(0%)	0(0%)	--
Trombofilias	6(3.6%)	1(12.5%)	0.288
Antecedentes obstétricos ,n%			
Nuliparidad	53(31.9%)	3(37.5%)	0.510
PE previa	5(3%)	1(12.5%)	0.251
PAM, mm Hg, mediana (IQR)	75.94mmHg(60-117)	81.38mmHg(71-93)	0.056
IP AUt ,mediana(IQR)	1.46(0.56-3.6)	1.58(0.9-2.5)	0.480
PAPP-A sérica (MoM), mediana(IQR)	1.22MoM(0.29-3.55)	0.91MoM(0.31-1.43)	0.220

PAM: Presión arterial media; IP AUt: Indice de pulsatilidad arteria uterina;PAPP-A: Proteína placentaria –A asociada al embarazo; IQR:Rango Inter-cuantil

Al estudiar las asociaciones entre las variables epidemiológicas y clínicas con la aparición de PE tardía encontramos los siguientes hallazgos: la edad se relaciona con la aparición de PE tardía, siendo la edad media en ese grupo de 30.8 años, con una p: 0.025.

TABLA 17 ANOVA de un factor: Edad y BMI PE vs No PE

		N	Media	Desviación típica	Error típico	Intervalo de confianza para la media al 95% Límite inferior	Límite superior	Mínimo	Máximo
	Si	8	30,88	2,642	,934	28,67	33,08	28	35
Edad	No	165	34,05	3,927	,306	33,45	34,66	23	44
	Total	173	33,91	3,929	,299	33,32	34,50	23	44
	Si	8	24,3875	4,83362	1,70894	20,3465	28,4286	19,05	35,19
BMI	No	165	22,9008	2,94436	,22922	22,4482	23,3534	16,59	33,75
	Total	173	22,9696	3,05204	,23204	22,5116	23,4276	16,59	35,19

Entre los resultados de nuestro estudio no encontramos asociación entre la nuliparidad (p 0.510), la primipaternidad (p 0.259) y el IMC (p 0.179) con la aparición de PE tardía. El 4% de nuestras pacientes eran latinoamericanas, de ese grupo el 28.6% desarrollo PE tardía (p 0.02); encontramos asociación entre esta raza y la aparición de PE tardía.

Tabla 18 Tabla de contingencia Nuliparidad y PE actual

			PE actual		Total
			si	**no**	
Nuliparidad	Si	**Recuento**	3	53	56
		% dentro de Nuliparidad	5,4%	94,6%	100,0%
		% dentro de PE actual	37,5%	32,1%	32,4%
	No	**Recuento**	5	112	117
		% dentro de Nuliparidad	4,3%	95,7%	100,0%
		% dentro de PE actual	62,5%	67,9%	67,6%
Total		**Recuento**	8	165	173
		% dentro de Nuliparidad	4,6%	95,4%	100,0%
		% dentro de PE actual	100,0%	100,0%	100,0%

TABLA 19 Pruebas de Chi-cuadrado: Nuliparidad y PE actual

	Valor	gl	Sig. asintótica (bilateral)	Sig. exacta (bilateral)	Sig. exacta (unilateral)
Chi-cuadrado de Pearson	,101[a]	1	,751		
Corrección por continuidad[b]	,000	1	1,000		
Razón de verosimilitudes	,098	1	,754		
Estadístico exacto de Fisher				,715	,510
Asociación lineal por lineal	,100	1	,752		
N de casos válidos	173				

TABLA 20 Tabla de contingencia: Raza y PE actual

			PE actual		Total
			si	no	
	Caucásica	Recuento	6	159	165
		% dentro de Raza	3,6%	96,4%	100,0%
		% dentro de PE actual	75,0%	96,4%	95,4%
RAZA	Oriental	Recuento	0	1	1
		% dentro de Raza	0,0%	100,0%	100,0%
		% dentro de PE actual	0,0%	0,6%	0,6%
	Latino	Recuento	2	5	7
		% dentro de Raza	28,6%	71,4%	100,0%
		% dentro de PE actual	25,0%	3,0%	4,0%
		Recuento	8	165	173
		% dentro de Raza	4,6%	95,4%	100,0%
TOTAL		% dentro de PE actual	100,0%	100,0%	100,0%

TABLA 21 Prueba de Chi-cuadrado: Raza y PE actual

	Valor	gl	Sig. asintótica (bilateral)
Chi-cuadrado de Pearson	9,515[a]	2	,009
Razón de verosimilitudes	4,881	2	,087
Asociación lineal por lineal	9,144	1	,002
N de casos válidos	173		

TABLA 22 Tabla de contingencia Primipaternidad y PE actual

			PE actual		Total
			si	no	
Primipaternidad	si	Recuento	4	54	58
		% dentro de Primipaternidad	6,9%	93,1%	100,0%
		% dentro de PE actual	50,0%	32,7%	33,5%
	no	Recuento	4	111	115
		% dentro de Primipaternidad	3,5%	96,5%	100,0%
		% dentro de PE actual	50,0%	67,3%	66,5%
Total		Recuento	8	165	173
		% dentro de Primipaternidad	4,6%	95,4%	100,0%
		% dentro de PE actual	100,0%	100,0%	100,0%

TABLA 23 Pruebas de Chi-cuadrado Primipaternidad y PE actual

	Valor	gl	Sig. asintótica (bilateral)	Sig. exacta (bilateral)	Sig. exacta (unilateral)
Chi-cuadrado de Pearson	1,021[a]	1	,312		
Corrección por continuidad[b]	,393	1	,531		
Razón de verosimilitudes	,967	1	,325		
Estadístico exacto de Fisher				,444	,259
Asociación lineal por lineal	1,016	1	,314		
N de casos válidos	173				

No encontramos asociación entre el antecedente de PE previa y PE tardía en la actual gestación; en nuestro estudio el 16.7% de pacientes con PE previa desarrollaron PE tardía con una p: 0.251(Tabla 24, Tabla 25)

Entre nuestras pacientes con trombofilia un 14.3% desarrollaron PE tardía (p0.288) y 1.2%(2 pacientes) con HTAC desarrollaron PE tardía (Tabla 26-27)

Las mujeres que desarrollaron PE fueron más jóvenes (media de 30,9 frente a 34; p = 0,244). No se encontró asociación entre la aparición de PE en la actual gestación y el antecedente de PE.

TABLA 24 Tabla de contingencia PE previa y PE actual

			PE actual		Total
			si	no	
PE previa	si	Recuento	1	5	6
		% dentro de PE previa	16,7%	83,3%	100,0%
		% dentro de PE actual	12,5%	3,0%	3.5%
	no	Recuento	7	160	167
		% dentro de PE previa	4,2%	95,8%	100,0%
		% dentro de PE actual	87,5%	97,0%	96,5%
Total		Recuento	8	165	173
		% dentro de PE previa	4,6%	95,4%	100,0%

TABLA 25 Pruebas de Chi-cuadrado: PE previa y PE actual

	Valor	Gl	Sig. asintótica (bilateral)	Sig. exacta (bilateral)	Sig. exacta (unilateral)
Chi-cuadrado de Pearson	2,044[a]	1	,153		
Corrección por continuidad[b]	,194	1	,660		
Razón de verosimilitudes	1,288	1	,257		
Estadístico exacto de Fisher				,251	,251
Asociación lineal por lineal	2,032	1	,154		
N de casos válidos	173				

TABLA 26 Tabla de contingencia HTAC y PE actual

			PE actual		Total
			si	no	
HTAC	si	Recuento	1	1	2
		% dentro de HTAC	50,0%	50,0%	100,0%
		% dentro de PE actual	12,5%	0,6%	1,2%
	no	Recuento	7	164	171
		% dentro de HTAC	4,1%	95,9%	100,0%
		% dentro de PE actual	87,5%	99,4%	98,8%
Total		Recuento	8	165	173
		% dentro de HTAC	4,6%	95,4%	100,0%
		% dentro de PE actual	100,0%	100,0%	100,0%

TABLA 27 Pruebas de Chi-cuadrado HTAC y PE actual

	Valor	Gl	Sig. asintótica (bilateral)	Sig. exacta bilateral	Sig. exacta (unilateral)
Chi-cuadrado de Pearson	9,446[a]	1	,002		
Corrección por continuidad[b]	1,905	1	,168		
Razón de verosimilitudes	3,583	1	,058		
Estadístico exacto de Fisher				,091	,091
Asociación lineal por lineal	9,391	1	,002		
N de casos válidos	173				

TABLA 28 Tabla de contingencia Trombofilia y PE actual

			PE actual si	PE actual no	Total
Trombofilia	si	Recuento	1	6	7
		% dentro de Trombofilias	14,3%	85,7%	100,0%
		% dentro de PE actual	12,5%	3,7%	4,1%
	no	Recuento	7	158	165
		% dentro de Trombofilias	4,2%	95,8%	100,0%
		% dentro de PE actual	87,5%	96,3%	95,9%
Total		Recuento	8	164	172
		% dentro de Trombofilias	4,7%	95,3%	100,0%
		% dentro de PE actual	100,0%	100,0%	100,0%

TABLA 29 **Pruebas de Chi-cuadrado Trombofilias y PE actual**

	Valor	Gl	Sig. asintótica (bilateral)	Sig. exacta (bilateral)	Sig. exacta (unilateral)
Chi-cuadrado de Pearson	1,527[a]	1	,217		
Corrección por continuidad[b]	,102	1	,749		
Razón de verosimilitudes	1,030	1	,310		
Estadístico exacto de Fisher				,288	,288
Asociación lineal por lineal	1,518	1	,218		
N de casos válidos	172				

TABLA 30 Tabla de contingencia TRA y PE actual

			PE actual		Total
			si	no	
TRA	si	Recuento	0	6	6
		% dentro de TRA	0,0%	100,0%	100,0%
		% dentro de PE actual	0,0%	3,6%	3,5%
	no	Recuento	8	159	167
		% dentro de TRA	4,8%	95,2%	100,0%
		% dentro de PE actual	100,0%	96,4%	96,5%
Total		Recuento	8	165	173
		% dentro de TRA	4,6%	95,4%	100,0%
		% dentro de PE actual	100,0%	100,0%	100,0%

TABLA 31 Pruebas de chi-cuadrado TRA y PE actual

	Valor	gl	Sig. asintótica (bilateral)	Sig. exacta (bilateral)	Sig. exacta (unilateral)
Chi-cuadrado de Pearson	,301[a]	1	,583		
Corrección por continuidad[b]	,000	1	1,000		
Razón de verosimilitudes	,578	1	,447		
Estadístico exacto de Fisher				1,000	,749
Asociación lineal por lineal	,300	1	,584		
N de casos válidos	173				

Los valores medios de IP AUt (11^{+0}-13^{+6} SG), IP AUt (20^{+0}-21^{+6} SG) y PAPP-A sérica no mostraron por si solos asociación con la aparición de PE tardía con p0.48, p0.46 y p 0.22, respectivamente.

TABLA 32 Análisis Descriptivo de IP AUt (11^{+0}-13^{+6} SG, 20^{+0}-21^{+6} SG) y PAPP-A(11^{+0}-13^{+6} SG)

		N	Media	Desviación típica	Error típico	Intervalo de confianza para la media al 95%		Mínimo	Máximo
						Límite inferior	Límite superior		
IP12	si	8	1,5800	,46605	,16477	1,1904	1,9696	,90	2,50
	no	164	1,4596	,47570	,03715	1,3863	1,5330	,56	3,60
	Total	172	1,4652	,47459	,03619	1,3938	1,5367	,56	3,60
IP20	si	7	1,0557	,35860	,13554	,7241	1,3874	,67	1,65
	no	164	,9479	,30275	,02364	,9012	,9945	,50	2,50
	Total	171	,9523	,30476	,02331	,9063	,9983	,50	2,50
PAPPA	si	8	,9113	,41684	,14738	,5628	1,2597	,31	1,43
	no	165	1,2207	,59887	,04662	1,1287	1,3128	,29	3,55
	Total	173	1,2064	,59437	,04519	1,1172	1,2956	,29	3,55

TABLA 33 ANOVA de un factor: IP AUt 11^{+0}-13^{+6} SG , IP AUt 20^{+0}-21^{+6} SG , PAPP-A sérica y PE actual

		Suma de cuadrados	gl	Media cuadrática	F	Sig.
IP12	Inter-grupos	,111	1	,111	,489	,485
	Intra-grupos	38,405	170	,226		
	Total	38,516	171			
IP20	Inter-grupos	,078	1	,078	,840	,361
	Intra-grupos	15,711	169	,093		
	Total	15,789	170			
PAPPA	Inter-grupos	,731	1	,731	2,082	,151
	Intra-grupos	60,034	171	,351		
	Total	60,764	172			

En cuanto a los datos perinatales, la mediana de edad gestacional al momento del parto fue de 39,9 semanas (33-41 semanas) y el peso promedio al nacimiento fue de 3.366 gramos (rango: 2.100 a 4.700 gramos). Se realizó cesárea en el 22,7% de nuestros pacientes. Analizamos el pH de los vasos umbilicales, 17 (9,9%) tuvieron un pH umbilical al nacer por debajo de 7,20 y 5 (2,9%) tenían una puntuación de 5 min de APGAR por debajo de 7.

Las mujeres con PE tenían una edad gestacional menor al momento del parto (37,9 [DS 1,45] frente a 39,2 [DS 1,44]; p = 0,016).Tuvimos 6 casos de restricción de crecimiento intrauterino (RCIU), 2/8 (25%) en el grupo PE y 4/166(2.4%) en el grupo no afectado. Los valores medios de IP AUt (11 a 13,6 semanas) y PAPP-A sérica no difirieron significativamente en las mujeres que desarrollaron PE. Sin embargo, encontramos que la PAM tomada entre la 11-14 semanas en las pacientes que presentaron PE tardía fue de 81.38 mm Hg (SD 8.62, rango: 71-93, IC 95%:74.17-88.58) con una p 0.056(tendencia a la significación).

Las **figuras 9-11** muestran la distribución de IP AUt, PAM y PAPP-A sérica asociada a la presencia de PE en general. Las mujeres que desarrollaron PE fueron más jóvenes (media de 30,9 frente a 34; p = 0,244).

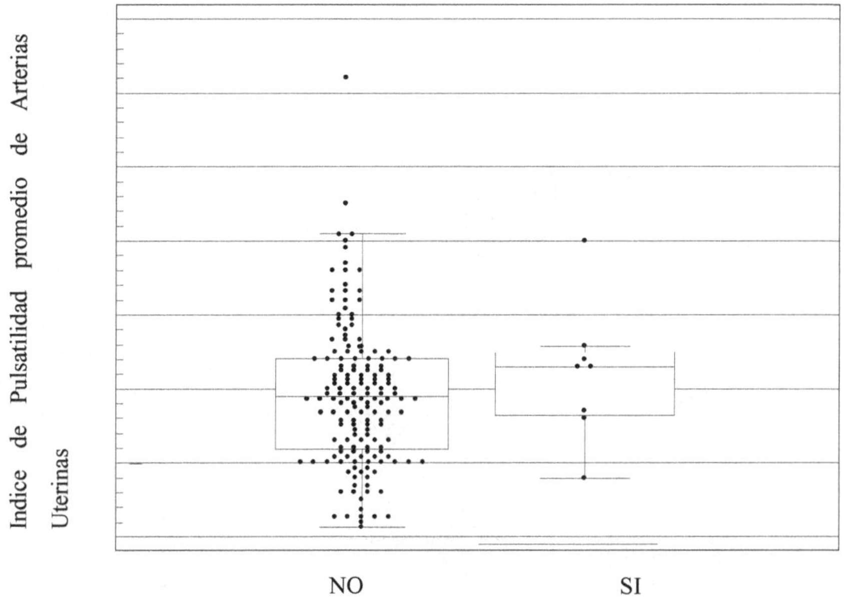

FIGURA 9 Distribución de la media del Indice de pulsatilidad de arterias uterinas entre la 11^{+0}-13^{+6} semanas en pacientes con PE.

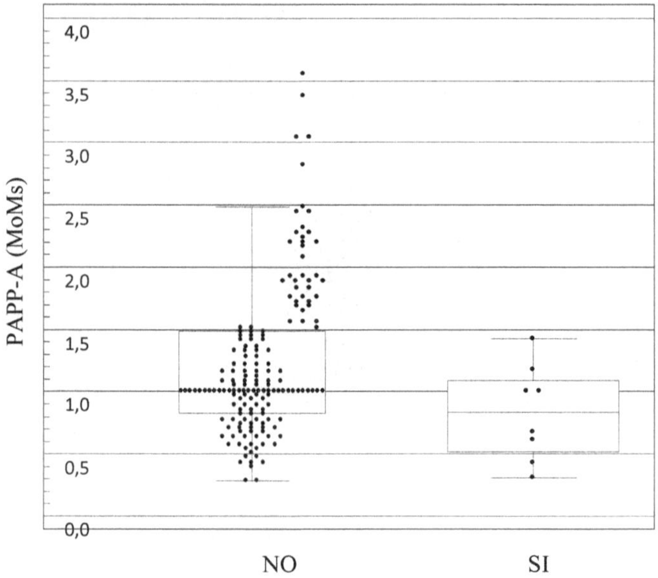

FIGURA 10 Distribución de los niveles de PAPP-A sérica maternal entre la 11^{+0}-13^{+6} semanas en pacientes con PE.

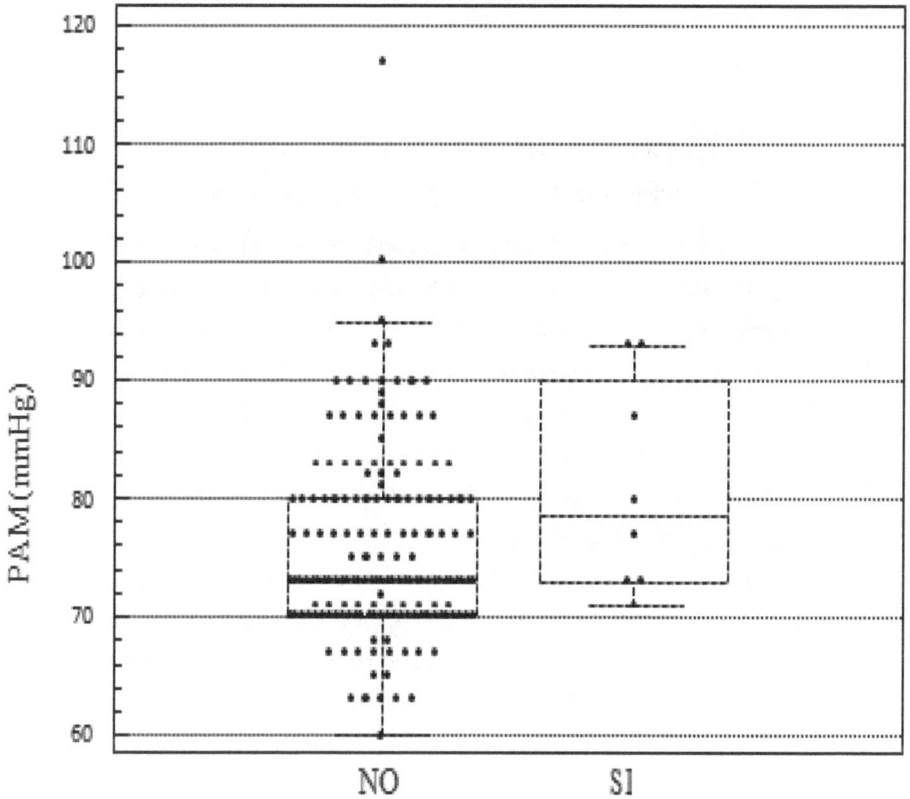

FIGURA 11.- Distribución de la media de la Presión Arterial Media(PAM) entre la 11^{+0}-13^{+6} semanas en pacientes con PE.

Con nuestros resultados realizamos la validación externa del modelo predictivo de PE propuesto por el Hospital Clinic de Barcelona.

Unicamente realizamos la validación con respecto a la PE tardía ya que solo obtuvimos un caso de PE temprana en nuestro estudio. Se construyó una curva ROC para PE tardía (con exclusión de 1 caso de aparición precoz) y se comparó con la curva obtenida de la cohorte original donde se construyó el modelo. En la cohorte de validación, el área bajo la curva del modelo fue de 0,69 (IC del 95% 0,45 a 0,93), mientras que en la cohorte original era 0,71 (IC del 95% 0,66 a 0,76). Las tasas de detección para un 5%, 10% y 15% de tasas de falsos positivos fueron 21,9%, 31,4% y 38,6%. Al comparar las áreas bajo la curva de la cohorte de validación con la cohorte de la construcción, no se encontraron diferencias estadísticamente significativas ($p = 0,68$). Figura 12 demuestra las dos curvas ROC.

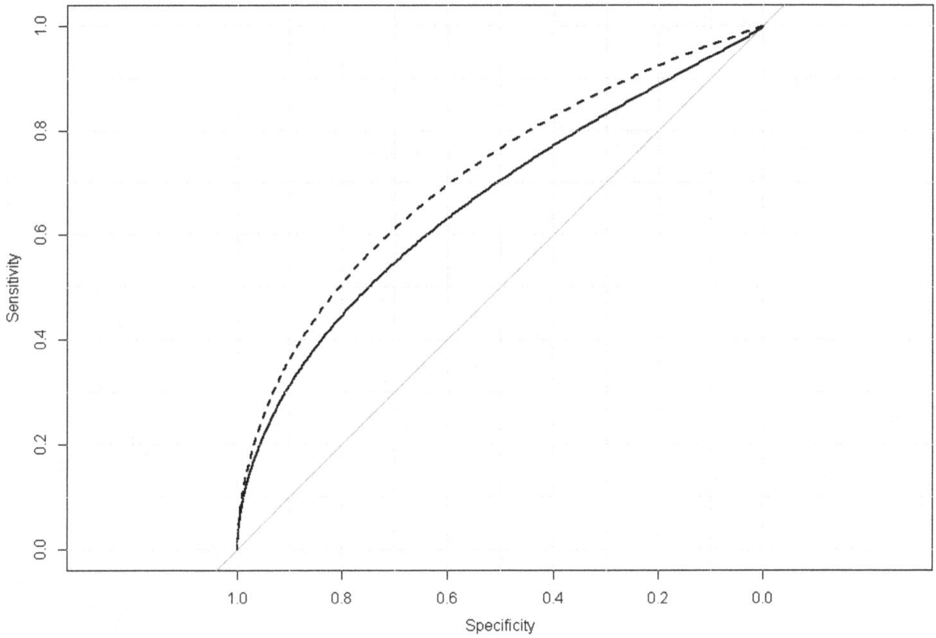

FIGURA 12 Curvas ROC para PE en la cohorte de construcción (-----) y validación (-)

5. DISCUSION

DISCUSION

El objetivo de nuestro estudio fue establecer un riesgo predictivo de PE basado en parámetros clínicos, biofísicos y bioquímicos en gestantes de bajo riesgo y en el contexto de bajo volumen obstétrico. Decidimos estudiar estos parámetros entre la 11^{+0}- 13^{+6} semanas y posteriormente parámetro Doppler entre la semana 20^{+0}-21^{+6} semanas.

Se han realizado muchos estudios de análisis de la historia clínica materna, marcadores bioquímicos y biofísicos y su capacidad de predicción de PE en primer trimestre.
La historia clínica materna desempeña un papel importante en la identificación de mujeres con alto riesgo de PE. Un estudio reporto tasas de detección de PE precoz y tardía de 37,0% y 28,9%, respectivamente, para una tasa de falsos positivos del 5% (24).

Haciendo una anamnesis dirigida, con respecto a los datos epidemiológicos obtuvimos una tasa global de PE del 4.6% ;obteniendo una tasa más alta de PE tardía con respecto a la PE temprana, estos hallazgos se correlacionan con los datos encontrados en la literatura en la cual la prevalencia de PE tardía es mayor que la de PE precoz. El desarrollo de PE tardía se cree es influenciado por predisposición materna con escaso componente placentario(2,3,32)

En nuestro estudio nos encontramos ante la limitación de una población de bajo riesgo y un centro de bajo volumen obstétrico, por lo que obtuvimos únicamente un caso de PE precoz, motivo por el cual decidimos realizar el análisis estadístico únicamente en las pacientes con PE tardía.

Basado en las características clínicas encontramos un 1.2% de pacientes con HTA crónica con edad media de 33 años, dato que difiere con respecto a la prevalencia general de HTAC en gestantes de 30-39 años que corresponde a un 4.6-22.3% (37), resultado probablemente secundario al bajo volumen obstétrico.

Entre nuestras gestantes, 0.6% presentaban DM pre-gestacional discrepando con la prevalencia general de está ultima del 2-5% en gestantes (10).Está discrepancia puede deberse a gestantes de bajo riesgo y al bajo volumen obstétrico.

No tuvimos pacientes con nefropatías, ya que la mayoría de las gestantes que acuden a nuestro centro son de bajo riesgo.

En nuestra población no encontramos asociación entre la nuliparidad y la aparición de PE, dato que contrasta con la asociación importante entre estos dos últimos descritos en la literatura (13),lo que puede atribuirse a que la mayoría de nuestras pacientes eran multíparas con período inter-genésico menor a 10 años y sin factores coexistentes que aumentaran su riesgo a presentar PE.

No encontramos asociación entre el IMC y PE, ya que el IMC encontrado en nuestra población fue de 23 y el IMC descrito en la literatura como factor predisponente a presentar PE es de 30(14).

No encontramos asociación entre PE tardía y antecedente de PE previa, HTAC, DM pre-gestacional, trombofilias y TRA con respecto a lo publicado en que se demuestra la asociación de estas condiciones preexistentes con la aparición de PE precoz y no tardía (6, 12, 13 ,15 , 16, 17).

Nuestros resultados no demostraron asociación entre la presencia de trombofilias con PE tardía; la literatura demuestra asociación de trombofilias con la aparición de PE precoz o severa (18) dato que puede explicar la ausencia de asociación con PE tardía, además de contar con gestantes de bajo riesgo.

Encontramos una tendencia a la significación de la PAM medida en el primer trimestre con respecto a la aparición de PE tardía, esto concuerda con la literatura ya que la PAM aumenta la detección para PE tardía del 41 al 52%(26)

En nuestro estudio los valores del IP AUt (11-14SG, 18-22SG) y PAPP-A sérica no mostraron individualmente asociación con la aparición de PE tardía. En nuestro estudio los valores del IP AUt(11^{+0}-13^{+6}) y PAPP-A sérica no mostraron individualmente asociación con la aparición de PE tardía, En un estudio, se informó de que el uso de PAPP-A junto con marcadores biofísicos puede detectar más de dos tercios de PE precoz y un tercio de los casos de PE tardía cuando se clasifica el 2% de las gestaciones como de alto riesgo; tres cuartas partes de PE precoz se pudieron detectar con tasa de falsos positivos del 5%. (6). Sin embargo en otro estudio encontraron que usando la PAPP-A junto a marcadores biofísicos se puede detectar un 33% de PE tardía (25).

En nuestro estudio no observamos asociación entre el IP AUt con PE tardía; esto fundamentado por el hallazgo que el IP AUt se relaciona con una placentación inadecuada que puede explicar la aparición de PE precoz y no tardía, ya que está última es de etiología multifactorial más que placentaria. El Doppler de las arterias uterinas en primer trimestre tiene una tasa de detección para PE precoz (con un 10% de falsos positivos) del 81% cuando se combina con factores maternos. Las tasas de detección respectivas para PE tardía aumentaron del 41% a 45%. (27)

En los últimos años se han construido algoritmos que combinan todos estos factores, presentando tasas de detección de alrededor de 90% para PE precoz y 60% para PE tardía (28).Uno de los algoritmos fue elaborado en Inglaterra, este incluía 9149 gestaciones únicas que acudieron a consulta prenatal entre el 2006-2007. Se realizó un análisis de regresión logística para determinar si el riesgo a-priori de factores maternos, log PAM (MoM) y el log de IP AUt (MoM) contribuía significativamente en predecir PE precoz y/o PE tardía. Este último estudio presento tasas de detección para PE precoz de un 89 % con un 10% de FP cuando se combinaba factores maternos, IP AUt y PAM(28). Otro algoritmo propuesto ha sido el modelo predictivo propuesto por el Hospital Clinic de Barcelona, descrito anteriormente en la metodología.

Con nuestros resultados realizamos la validación externa del modelo predictivo de PE propuesto por el Hospital Clinic de Barcelona. Elegimos el modelo del Hospital Clinic de Barcelona porque se elaboró con población residente en España y por tanto, teóricamente se ajustaría a nuestra propia población. Realizamos la validación con respecto a la PE tardía ya que solo obtuvimos un caso de PE temprana en nuestro estudio.

Antes de considerar hacer uso de un modelo predictivo clinico, se requiere que su rendimiento predictivo haya sido evaluado en grupos no usados para construir el modelo, esto se conoce como validación externa. Validar externamente un modelo en un contexto geográfico diferente es una medida adecuada de su generabilidad y transportabilidad (29). Muy pocos estudios han validado externamente modelos de primer trimestre. Recientemente, el desempeño de un algortimo desarrollado en UK (30) ha sido evaluado en población Australiana (31), demostrando una reducción en la tasa de detección de un 83% a 41.7% con una tasa de FP del 5% para PE precoz , aunque el pequeño número de casos en la cohorte de validación y las diferencias en las características poblacionales o diferencias en las técnicas de mediciones no permiten hacer conclusiones fundamentadas sobre estas diferencias(31).

Nuestro estudio apoya la validación externa de un modelo previamente construido de PE tardía en una población diferente de bajo riesgo en un centro de bajo volumen obstétrico, aunque el rendimiento es sólo moderado en términos de tasa de detección. En nuestro estudio las tasas de detección para un 5%, 10% y 15% de tasas de falsos positivos fueron 21,9%, 31,4% y 38,6% y en la cohorte de construcción las tasas de detección para un 5%, 10% y 15% de tasas de falsos positivos fueron 29.4%, 36.9 % y 42.2%. Al comparar las áreas bajo la curva de la cohorte de validación con la cohorte de la construcción, no se encontraron diferencias estadísticamente significativas ($p = 0,68$). Implantar este tipo de screening nos permitiría clasificar a las gestantes de riesgo y realizar un control tensional y analítico seriado. Desafortunadamente, el tamaño de nuestra muestra es muy pequeña, haciendo difícil sacar conclusiones a partir de las curvas ROC.

La prevalencia de PE tardía es significativamente mayor que la de PE precoz. El desarrollo de PE tardía se cree que está influenciada significativamente por la predisposición materna con poco o insignificante componente placentario, lo que explica una menor presencia de Restricción de crecimiento intrauterino (RCIU) que se produce en la mayoría de los casos de PE precoz, esto hace que la predicción de PE tardía en el primer trimestre sea bastante desafiante (32). En nuestro estudio, las mujeres con PE tenían una edad gestacional menor al momento del parto (37,9 [DS 1,45] frente a 39,2 [DS 1,44]; p = 0,016) lo que refleja una mayor incidencia de la inducción del parto debido a la aparición de PE como criterio de finalización de la gestación. Los beneficios de la predicción de PE tardía se sustentan indirectamente por un ensayo aleatorio que demuestra que la inducción electiva a las 37 semanas mejora los resultados maternos sin ningún empeoramiento en los resultados neonatales (33).

Reconocemos que una limitación importante de nuestro estudio es el tamaño de la muestra, que no nos permitió poder analizar el rendimiento del modelo para predecir la PE precoz. Recientemente, se ha publicado otro algoritmo por el mismo grupo que incluía factores angiogénicos en primer trimestre, que muestra una mejoría relevante en la tasa de detección de PE tardía (69% con una tasa de falsos positivos del 10%) (32). Lamentablemente, carecemos de datos sobre los factores angiogénicos en el algoritmo para probar la validez de este modelo.

La PE es la patología obstétrica más frecuentemente asociada a morbi-mortalidad materno-fetal grave .La capacidad en predecir que gestantes están en riesgo de desarrollar PE en una gestación precoz puede disminuir la morbilidad materno-fetal a través de una vigilancia más estrecha por médicos experimentados o especializados en obstetricia de alto riesgo(28).

6.CONCLUSIONES

CONCLUSIONES

1. En nuestro estudio la historia clínica materna , los valores del IP AUt (11-14SG, 18-22SG) y PAPP-A sérica no mostraron individualmente asociación con la aparición de PE tardía.

2.La combinación de la historia clínica materna, PAPP-A, Presión Arterial Media y el Indice de Pulsatilidad promedio de la arteria uterina es moderadamente útil para predecir PE en gestantes de bajo riesgo y centros de bajo volumen obstétrico.

3.La prevalencia de Preeclampsia(PE) en general fue de 4.6% obteniendo una tasa más alta de PE tardía con respecto a PE precoz.

4.Una limitación importante de nuestro estudio es el tamaño de la muestra, que no nos permitió poder analizar la PE precoz ni el rendimiento del modelo con respecto a esta.

5. No hay asociación estadisticamente significativa entre el peso fetal al nacer y PE tardía.

6.Con respecto a los datos perinatales, el 90% de los recién nacidos presentaron pH de gases umbilicales dentro de la normalidad y el 97% presentaron puntuación APGAR > 7.

7.Consideramos el modelo predictivo del Hospital Clinic de Barcelona como una herramienta útil en predecir PE tardía en centros de bajo volumén obstétrico.

7.BIBLIOGRAFIA

1. Widmer, M., Villar, J. et al ***Mapping the Theories of Preeclampsia and the Role of Angiogenic factors.***. Obstetrics and Gynaecology, Vol 109, No 1, January 2007.

2. James, J., Whitley, G et al.***Pre-eclampsia: fitting together the placental , immune and cardiovascular pieces***.. Journal of Pathology;2010, 221:363-378

3. Cerdeira, A and Karumanchi, A. ***Biomarkers in Preeclampsia***. Biomarkers in Kidney disease, 2010, chapter 11:385-426.

4. Frishman, W., Schlocker S., et al. ***Pathophysiology and Medical Management of Systemic Hypertension in Pregnancy.*** Cardiology in Review 2005;13:274-284.

5. Wang, A., Rana, S., et al. ***Preeclampsia: the role of Angiogenic Factors in its Pathogenesis.*** Physiology: 24 147-158, 2009.

6. Hawfield A.,Freedman, B. ***Pre-eclampsia:the pivotal role of the placenta in its pathophysiology and markers of early detection***. Ther Adv Cardiovasc Dis. 2009 February; 3(1): 65-73.

7. **Chesleys:Hypertensive Disorders in Pregnancy**. Lindheimer, Roberts and Cunningham. 3rd edition. Academic Press.

8. Silasi, M., Cohen, et al. ***Abnormal placentation , Angiogenic factors, and the Pathogenesis of Preeclampsia.*** Obstet Gynecol Clin N Am 37(2010) 239-253.

9. Shoji. H; Koletzko B. ***Oxidative stress and antioxidant protection in the perinatal period.*** Current Opinion in Clinical Nutrition and Metabolic Care . 2007,10:324-328.

10. Roberts , J., and Funai E. ***Pregnancy related hypertension.*** Creasy and Resniks Maternal Fetal Medicine.Chapter 35,651-680, 6th edition. Saunders Editorial.

11. Milne, F., Redman, C. et al. **The preeclampsia community guideline(PRECOG): how to screen for and detect onset of Preeclampsia in the community.** BMJ(March 2005), 330:576-580.

12. Frishman, W., Schlocker, S et al.**Pathophysiology and Medical Management of systemic Hypertension in Pregnancy**. Cardiology in Review. December 2005;13:274-284.

13. Barton, J and Sibai, B. **Prediction and prevention of Recurrent Preeclampsia.** August 2008; 112(2):359-372.

14. Catov, J., Ness, R., et al.**Risk of early or severe preeclampsia related to preexisting conditions.** International Journal of Epidemiology, 2007; 36:412-149.

15. Prado, D., Piovesan D., et al.**Association of anticardiolipin antibodies with preeclampsia : a systematic review and meta-analysis.** Obstet Gynecol.2010; 116(6):1433-1443.

16. Ware Branch, D, Flint, T., et al. **Antiphospholipid antibodies in women at risk for preeclampsia.** American Journal of Obstetrics and Gynaecology. April 2001;184(5), 825-834.

17. Hernández-Diaz S., Toh S., et al. **Risk of preeclampsia in first and subsequent pregnancies:prospective cohort study**. Hernández-Diaz S., Toh S., et al. BMJ 2009;338:b2225.

18. Lin, J. and August P. **Genetic Thrombophilias and Preclampsia: a Meta-Analysis.** The American College of Obstetricians and Gynaecologists. January 2005; 105(1):182-192.

19. Robillard, P., Perianin, J. et al.**Association of pregnancy induced hypertension with duration of sexual cohabitation before conception**. The Lancet. 1994, 344(8928):973-975.

20. Zhang, J. and Patel, G. **Partner change and perinatal outcomes**: a systematic review. Paediatric and perinatal epidemiology, 21(suppl.1), 46-57.

21. Miyake H., Iwasaki, N. et al **The influence of Assisted Reproductive Technology on Women with pregnancy –induced Hypertension:a Retrospective Study at a Japanese Regional**

Perinatal Center. Miyake H., Iwasaki, N. et al. J Nippon Med Sch 2010; 77 (6):312-317.

22. Klatsky P., Delaney S., et al. **The role of embryonic origin in preeclampsia: a comparison of autologous in vitro fertilization and ovum donor pregnancies.** Obstet Gynecol . December 2010; 116(6): 1387-92.

23. Poprawski G[1], Wender-Ozegowska E, Zawiejska A, Brazert J.Modern methods of early screening for preeclampsia and pregnancy-induced hypertension--a review]. JGinekol Pol. 2012 Sep;83(9):688-93.

24. Leona C.Y. Poon, Nikos A. Kametas, Nerea Maiz, Ranjit Akolekar, Kypros H. Nicolaides First-Trimester Prediction of Hypertensive Disorders in Pregnancy. Hypertension. 2009;53:812-818

25. Poon LC, Kametas NA, Valencia C, Chelemen T, Nicolaides KH.Hypertensive disorders in pregnancy: screening by systolic diastolic and mean arterial pressure at 11-13 weeks. Hypertens Pregnancy. 2011;30(1):93-107.

26. L C Y Poon, N A Kametas, T Chelemen, A Leal and K H Nicolaides. Maternal risk factors for hypertensive disorders in pregnancy: a multivariate approachRisk for hypertensive disorders . Journal of Human Hypertension 24, 104-110 .February 2010

27. L. C. Y. Poon, i. Staboulidou, n. Maiz, w. Plasencia and k. H. Nicolaides..Hypertensive disorders in pregnancy: screening by uterine artery Doppler at 11–13 weeks Ultrasound Obstet Gynecol 2009; 34: 142–148

28. LC POON, G. KARAGIANNIS, A. LEAL, X. C. ROMERO and K. H. NICOLAIDES.Hypertensive disorders in pregnancy: screening by uterine artery Doppler imaging and blood pressure at 11–13 weeks . Ultrasound Obstet Gynecol 2009; 34: 497–502

29. Altman DG, Vergouwe Y, Royston P, Moons KG. Prognosis and prognostic research: validating a prognostic model. BMJ 2009; 338: 1432–1435.

30. Ranjit Akolekar,Argyro Syngelaki , Leona Poon, David Wright and Kypros H. Nicolaides Competing Risks Model in Early Screening for Preeclampsia by Biophysical and Biochemical Markers . Fetal Diagn Ther 2013;33:8–15

31. Felicity J. Park[1,2,*], Constance H.Y. Leung[2], Leona C.Y. Poon[3,4], Paul F. Williams[5,6], Samantha J. Rothwell[1] and Jon A. Hyett. Clinical evaluation of a first trimester algorithm predicting the risk of hypertensive disease of pregnancy. Australian and New Zealand Journal of Obstetrics and Gynaecology .Volume 53, Issue 6, pages 532–539, December 2013

32. Crispi F, Dominguez C, Llurba E, Martin-Gallan P,Gratacos E. Placental angiogenic growth factors and uterine artery Doppler findings for characterization of different subsets in preeclampsia and in isolated intrauterine growth restriction. Am J Obstet Gynecol 2006;195:201-7.

33. Induction of labour versus expectant monitoring for gestational hypertension or mild pre-eclampsia after 36 weeks' gestation (HYPITAT): a multicentre, open-label randomised controlled trial.Koopmans CM, Bijlenga D, Groen H, Vijgen SM, Aarnoudse JG, Bekedam DJ, van den Berg PP, de Boer K, Burggraaff JM, Bloemenkamp KW, Drogtrop AP, Franx A, de Groot CJ, Huisjes AJ, Kwee A, van Loon AJ, Lub A, Papatsonis DN, van der Post JA, Roumen FJ, Scheepers HC, Willekes C, Mol BW, van Pampus MG; HYPITAT study group. Lancet. 2009 Sep 19;374(9694):979-88.

34. Crovetto F[1], Figueras F, Triunfo S, Crispi F, Rodriguez-Sureda V, Peguero A, Dominguez C, Gratacos E.Added value of angiogenic factors for the prediction of early and late preeclampsia in the first trimester of pregnancy.. Fetal Diagn Ther. 2014;35(4):258-66.

35. O.Gómez et al.Sequential changes in uterine artery blood flow pattern between the first and second trimesters of gestation in relation to pregnancy outcome..Ultrasound Obstet Gynecol 2006;28:802-808.

36. Scazzocchio E, Figueras F, Crispi F, et al. Performance of a first-trimester screening of preeclampsia in a routine care low-risk setting. Performance of a first-trimester screening of preeclampsia in a routine care low-risk setting. Am J Obstet Gynecol 2013;208:203.e1-10.Sibai BM:Chronic Hypertension in pregnancy.Obstet Gynecol 100:369-377,2002.

ANEXO

ANEXO 1

CONSENTIMIENTO INFORMADO PARA EL ESTUDIO: RIESGO PREDICTIVO DE PRECLAMPSIA: CORRELACION CON CLINICA, PARAMETROS DOPPLER Y BIOQUIMICA

Este es un estudio clínico(es un estudio de investigación). En los estudios clínicos participan solamente las personas que por libre voluntad desean hacerlo. Le están pidiendo que participe en este estudio porque está embabararazada entre 11-14 semanas de gestación .

POR QUE SE ESTA LLEVANDO A CABO ESTE ESTUDIO?

• Debido a que la Preeclampsia es una complicación obstétrica que afecta aproximadamente a 3-5 % de mujeres embarazadas a nivel mundial siendo la principal causa de morbimortalidad materna y perinatal, hemos considerado realizar un estudio para predecir los riesgos y la correlación de ellos con parametros clínicos, bioquímicos y Ecografía Doppler. La Preeclampsia se define clínicamente por la presencia de cifras tensionales elevadas mayor o igual a 140 mm Hg (presión arterial sistólica) / 90 mm Hg (presión arterial diastólica) despues de la semana 20 de gestación, acompañada de presencia de proteínas en orina(mayor de 300 mg en 24 horas o 30 mg/dl en tira reactiva) .

FASES DEL ESTUDIO

- Fase 1 : Historia Clínica, Exploración física(toma de tensión arterial) , Ecografía Doppler de la Arteria Uterina , Marcadores bioquímicos en sangre: PPAP-A(Proteína plasmática A asociada al embarazo) realizado en la semana 11-14.

- Fase 2 : Estudio estadístico de los resultados y de la población.

CUANTAS PERSONAS PARTICIPARAN EN EL ESTUDIO?

- Todas las gestantes entre Septiembre 2011 a Diciembre 2012.

CUALES SON LAS IMPLICACIONES DEL ESTUDIO?

Si usted participa en este estudio, le haremos los siguientes examenes y procedimientos:

- *Procedimientos que forman parte regular del cuidado y que se deben seguir aún cuando usted no participe en el estudio:* Historia Clínica , toma de tensión arterial, determinación de marcador bioquímico en sangre : PPAP-A(parte del screening bioquímico fetal) .

- *Procedimientos estándar: se hacen a todas las pacientes que participan en el estudio*: Ecografía Doppler de Arteria Uterina en la semana 11-14 y en la semana 18-22 , Marcadores Bioquímicos en sangre : PAPP-A en la semana 11-14.

POR CUANTO TIEMPO PARTICIPARE EN EL ESTUDIO?

- Permanecerá en el estudio el mismo tiempo que dure su seguimiento estándar en el hospital.

- Usted puede dejar de participar en cualquier momento . Sin embargo, si usted decide retirarse del estudio , le aconsejamos que hable primero con su investigador y médico.

CUALES SON LOS RIESGOS DEL ESTUDIO?

- Mientras este participando en el estudio, usted no corre riesgo de exponerse a ningún riesgo adicional al que pudiera tener de base.

RECIBIRE ALGUN BENEFICIO POR PARTICIPAR EN EL ESTUDIO?

No se preveen beneficios directos si usted acepta participar en el estudio.

SE MANTENDRA CONFIDENCIAL?

El estudio es estrictamente confidencial.

CUALES SON LOS COSTES?

- El participar en este estudio no representará costes ni para usted, el sistema público de Salud ni su compañía de seguros.
- Usted no recibirá ninguna remuneración por participar en el estudio.

CUALES SON MIS DERECHOS COMO PARTICIPANTE?

- La participación en el estudio es voluntaria . Usted puede escoger no participar o puede abandonar el estudio en cualquier momento. El retirarse del estudio no representará ninguna pérdida de beneficios a los que tiene derecho.

A QUIEN DEBO LLAMAR SI TENGO UNA PREGUNTA O UN PROBLEMA?

Para preguntas acerca del estudio , comuníquese con el investigador: Dra. Daysi Díaz Cobos(Residente del Departamento de Ginecología y Obstetricia de la Clínica Universidad de Navarra) al 948-296-234.

Por tanto DOY MI CONSENTIMIENTO a la práctica del estudio que se me propone:

Firma del médico informante Firma del paciente informado

Dra D. F. Diaz Cobos

Coleg. Nº 3107566 DNI

Pamplona,a de 20_____

He decidido NO AUTORIZAR la participación en el estudio que me ha sido propuesto:

Firma del médico informante Firma del paciente informado

Coleg. Nº DNI

Pamplona, a de 20_______

ANEXO 2

Cuestionario de Recolección de DaDepartamento de Ginecología y Obstetricia Clínica Universidad Navarra

FECHA:______________________

NOMBRE:_____________________ **N°Historia**______________

EDAD_____ **PARIDAD**: -Nulípara ○

E.G _____ -Multipara ○

ESPACIO INTERGENÉSICO ___ años

ETNIA :Caucásica ○ Mestiza ○ Africana ○ Asiática ○ Medio-Oriente ○

HISTORIA CLINICA:	**NO**	**SI**
• Preeclampsia previa	○	○
• Hipertensión arterial Crónica	○	○
• Trombofilias	○	○
TIPO:___________		
• DM Pregestacional	○	○
• Nefropatías	○	○
TIPO:___________		

- Colagenopatías ○ ○
  TIPO___________
- Primipaternidad ○ ○
- Técnica de reproducción asistida ○ ○
  TIPO___________

PARAMETROS INMUNOBIOQUIMICOS, DOPPLER Y PRESION ARTERIAL MEDIA

MEDIDA	11-14 SG	18-22 SG
Indice de Pulsatilidad Arteria Uterina bilateral		
PAM		----------------------
PPAP-A		---------------------

FSC
www.fsc.org
MIX
Papier | Fördert gute Waldnutzung
FSC® C083411

Kolibri 360 GmbH
Ferdinand-Jühlke-Straße 7
99095 Erfurt, Deutschland
produktsicherheit@kolibri360.de

Druck:
CPI Druckdienstleistungen GmbH
im Auftrag der
Kolibri 360 GmbH
Ferdinand-Jühlke-Str. 7
99095 Erfurt